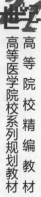

21世纪高等院校精编教材
高等医学院校系列规划教材

健康评估实训指导

毕清泉 宋江艳 王盼盼 高 欣 ◎主编

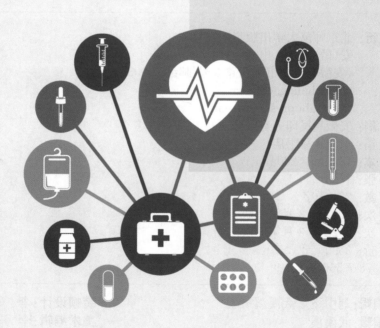

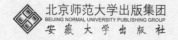

北京师范大学出版集团
安徽大学出版社

图书在版编目(CIP)数据

健康评估实训指导/毕清泉等主编.—合肥:安徽大学出版社,2022.3
ISBN 978-7-5664-2371-9

Ⅰ.①健… Ⅱ.①毕… Ⅲ.①健康-评估-高等学校-教学参考资料 Ⅳ.①R471

中国版本图书馆 CIP 数据核字(2022)第 001653 号

健康评估实训指导

毕清泉 宋江艳 王盼盼 高 欣 主编

出版发行:	北京师范大学出版集团	
	安 徽 大 学 出 版 社	
	(安徽省合肥市肥西路 3 号 邮编 230039)	
	www.bnupg.com.cn	
	www.ahupress.com.cn	
印 刷:	安徽利民印务有限公司	
经 销:	全国新华书店	
开 本:	184mm×260mm	
印 张:	12.5	
字 数:	224 千字	
版 次:	2022 年 3 月第 1 版	
印 次:	2022 年 3 月第 1 次印刷	
定 价:	35.00 元	

ISBN 978-7-5664-2371-9

策划编辑:刘中飞 武溪溪	装帧设计:李 军
责任编辑:武溪溪	美术编辑:李 军
责任校对:陈玉婷	责任印制:赵明炎

版权所有　侵权必究

反盗版、侵权举报电话:0551—65106311
外埠邮购电话:0551—65107716
本书如有印装质量问题,请与印制管理部联系调换。
印制管理部电话:0551—65106311

本书编委会

主　编　毕清泉　宋江艳　王盼盼　高　欣
副主编　张凤凤　李书梅　宋永霞　王　梅　朱　超
编　委（以姓氏笔画为序）

刁　健（安徽医科大学附属巢湖医院）　　万元元（中国科学技术大学第一附属医院）
王　梅（安徽医科大学临床医学院）　　　王竹馨（安徽医科大学第一附属医院）
王盼盼（皖北卫生职业学院护理系）　　　王祚传（安徽医科大学第一附属医院）
王淑兰（安徽医科大学第二附属医院）　　代婷婷（合肥市第一人民医院）
叶　云（安徽医科大学临床医学院）　　　毕清泉（安徽医科大学护理学院）
朱　超（安徽医科大学第一附属医院）　　刘金婵（安徽医科大学护理学院）
李书梅（安徽医科大学临床医学院）　　　李成聪（安徽医科大学第一附属医院）
李静雅（安徽医科大学临床医学院）　　　宋永霞（安徽医科大学护理学院）
宋江艳（安徽医科大学临床医学院）　　　张凤凤（安徽医科大学护理学院）
张　柳（安徽医科大学护理学院）　　　　张婷婷（安徽医科大学第一附属医院）
邱　欢（安徽医科大学护理学院）　　　　钟　起（安徽医科大学护理学院）
赵晓婷（安徽医科大学护理学院）　　　　陈秀云（江苏省苏北人民医院）
陈　乐（安徽医科大学护理学院）　　　　杨佳佳（安徽医科大学第一附属医院）
杨　洁（安徽医科大学护理学院）　　　　杨树慧（安徽医科大学护理学院）
蒋雅丽（安徽医科大学临床医学院）　　　段美雯（安徽医科大学护理学院）
高　欣（安徽开放大学）　　　　　　　　高雅琴（安徽医科大学临床医学院）
秦　宇（安徽省肿瘤医院）　　　　　　　韩雪莹（安徽医科大学临床医学院）
戴　田（安徽医科大学第二附属医院）　　颜静雯（安徽医科大学护理学院）

秘　书　王祚传　陈　乐　杨　洁

前 言

为适应我国护理教育发展和人民健康对护理专业的需求,达到优化教学内容,强化学生自主学习,提高学生健康评估专业技能和综合素质的目的,编者以国家卫生健康委员会"十三五"规划教材《健康评估(第4版)》为蓝本,根据教学大纲,结合临床实践编写了《健康评估实训指导》。希望学生在掌握身体评估方法的同时,注重服务对象的心理评估和所处社会环境的全面评估,体现"以人为本"的现代护理理念,为学生将来从事临床护理、社区护理打下坚实的基础。

《健康评估实训指导》共有20项实训内容,包括询问病史,全身状态检查,皮肤与淋巴结检查,头部检查,颈部检查,胸廓与肺脏检查,乳房检查,心脏检查,腹部检查,肛门与直肠检查,脊柱、四肢与关节检查,神经系统检查,全身体格检查,血常规、尿常规与大便常规实验室检查,常规心电图机的操作,心理与社会评估,特殊人群的健康评估(妊娠期妇女、儿童和老年人)及护理病历书写。每项实训内容均包含案例导入、评估内容、注意事项、操作流程图、操作评分标准以及练习题。案例导入旨在引导学生思考,激发课堂活力;评估内容及注意事项旨在夯实理论知识基础,为操作提供指导;操作流程图旨在使学生清晰掌握评估流程,避免遗漏;操作评分标准涵盖具体步骤及得分、扣分要点,学生不仅可以掌握步骤,也可以在学习时以考核标准要求自己,提高实训能力;练习题包含单选题、多选题和思考题,便于学生自我总结、复习和评价学习效果。

本书在编写过程中秉承科学性、创新性、实用性的原则,参考和学习了多种护理专业教科书,力求做到准确且全面。由于编者的专业水平有限,本书难免存在疏漏或不当之处,恳请广大师生不吝批评与指正。

编 者
2021年10月

目　录

实验一　询问病史 …………………………………………………………… 1

实验二　全身状态检查 ……………………………………………………… 7

实验三　皮肤与淋巴结检查 ………………………………………………… 14

实验四　头部检查 …………………………………………………………… 22

实验五　颈部检查 …………………………………………………………… 31

实验六　胸廓与肺脏检查 …………………………………………………… 37

实验七　乳房检查 …………………………………………………………… 46

实验八　心脏检查 …………………………………………………………… 52

实验九　腹部检查 …………………………………………………………… 59

实验十　肛门与直肠检查 …………………………………………………… 74

实验十一　脊柱、四肢与关节检查 ………………………………………… 79

实验十二　神经系统检查 …………………………………………………… 86

实验十三　全身体格检查 …………………………………………………… 104

实验十四　血常规、尿常规与大便常规实验室检查 ……………………… 114

实验十五　常规心电图机的操作 …………………………………………… 121

实验十六　心理与社会评估 ………………………………………………… 128

实验十七　特殊人群的健康评估（一）——妊娠期妇女 ………………… 137

实验十八　特殊人群的健康评估(二)——儿童 …………………………………… 144

实验十九　特殊人群的健康评估(三)——老年人 ………………………………… 151

实验二十　护理病历书写 …………………………………………………………… 160

参考答案 ……………………………………………………………………………… 175

参考文献 ……………………………………………………………………………… 191

实验一　询问病史

▶▶▶ 案例导入

病人,女性,24岁,晚餐进食后2 h出现腹痛、腹泻,伴发热、恶心、呕吐,症状持续加重,遂来院就诊。

问题:作为责任护士,你应如何进行健康资料的收集?收集过程中需要注意哪些问题?

▶▶▶ 学习目标

(1)掌握问诊的方法、技巧及注意事项。
(2)在护理实践中体现对病人的人文关怀。

▶▶▶ 评估前准备

(1)病人准备:知晓检查目的并做好配合,取舒适检查体位。
(2)护士自身准备:衣帽整齐,仪表端庄,修剪指甲,洗手。
(3)用物准备:手消毒液、记录本和笔。
(4)环境准备:安静、光线明亮,温度、湿度适宜,关好门窗,无对流风,必要时准备屏风,注意保护病人隐私。

▶▶▶ 评估内容及步骤

一、问诊的内容

1. 生理-心理-社会模式

内容包括:①基本资料;②主诉;③现病史;④日常生活状况;⑤既往史;⑥个人史;⑦家族史;⑧心理社会状况。

2. 功能性健康型态模式

(1)基本资料、主诉、现病史和既往史的内容同生理-心理-社会模式。
(2)功能性健康型态:①健康感知与健康管理型态;②营养与代谢型态;③排

泄型态；④活动与运动型态；⑤睡眠与休息型态；⑥认知与感知型态；⑦自我概念型态；⑧角色与关系型态；⑨性与生殖型态；⑩压力与压力应对型态；⑪价值与信念型态。

二、问诊的方法与技巧

1. 基本原则

(1)环境须安静、舒适和具有私密性。

(2)尊重、关心和爱护问诊对象。

(3)恰当地运用沟通技巧，以确保资料的全面性、真实性和准确性。

2. 问诊前的准备

(1)问诊内容的准备：应熟练掌握问诊的主要内容及询问的先后顺序等。必要时可将问诊提纲写在纸上，以免遗漏。

(2)预测可能出现的问题：根据事先已了解的病人的基本情况，预测问诊过程中可能遇到的问题及需采取的相应措施。如病人的病情较重，不能一次完成，应明确需要优先收集的内容，其他资料可以暂缓收集。

(3)选择适宜的环境和时机，以确保病人能够不受干扰地描述自身的健康状况，必要时可与病人商量后确定。

3. 问诊过程中的常用方法与技巧

(1)做好解释说明及自我介绍。

(2)应循序渐进，逐渐展开。

(3)采取适当的提问形式。

(4)避免使用医学术语。

(5)采取接受和尊重的态度。

(6)切入/重回主题。

(7)使用非语言性沟通技巧。

(8)及时核实信息。

(9)问诊结束时，应有所暗示或提示。

三、特殊情况问诊

1. 情绪异常

(1)愤怒与敌意：对于愤怒的病人，提问应缓慢而清晰，问诊内容主要限于现病史。对涉及个人史及家族史或其他可能比较敏感的问题，询问时要十分谨慎，或分次进行，以免触怒病人。一旦病人情绪失控，护士应注意自身安全。

(2)焦虑与抑郁:问诊过程中,应注意病人有无焦虑及抑郁情绪。焦虑者常有许多非特异性的症状,如混淆不清、语速快、易激惹,应耐心倾听并鼓励其讲出自己的感受,注意其语言性和非语言性的各种异常线索,以确定问题性质。给予适当的宽慰,但应注意分寸。抑郁也是临床常见的异常情绪,应予以重视。问诊时可较多采用直接提问,并应注意与病人的情感交流,努力成为其朋友,以便逐渐找出其抑郁的原因。对疑有抑郁症者,应请精神科会诊。

(3)缄默与忧伤:病人若因患病而伤心、哭泣、情绪低落,护士应予以安抚、理解以及适当等待,待病人镇定后再继续询问。由于交谈不当而引起的情绪问题,护士应及时察觉,予以避免。

2. 老年人与儿童

(1)老年人:先用简单清晰、通俗易懂的一般性问题提问;减慢语速,提高音量,使之有足够的时间去思索与回忆,必要时做适当的重复;采取面对面交流的方式,使其能看清护士的表情及口型等;注意观察病人的反应,判断其是否听懂,有无思维障碍、精神失常等,必要时,可向其家属和朋友补充收集相关资料。

(2)儿童:小儿多不能自述病情及其他健康史资料,需由家长或监护人提供。家长或监护人所提供的健康史材料是否可靠,与他们观察小儿的能力、接触小儿的密切程度有关,对此应予以注意,并在病历记录中说明。要认真地对待家长或监护人所提供的每个症状,因家长或监护人最了解情况,最能早期发现小儿病情的变化。对于5~6岁或以上的儿童,可让其补充叙述一些有关病情,但应注意其记忆及表达的准确性。

3. 病情危重者与临终病人

(1)病情危重者:若病人病情危重,为争取时间,重点应放在对目前主要问题的评估上,而且要边评估边给予抢救处理。对于与目前紧急情况无关或关系不大的资料(如既往健康状况等),可于病情稳定时再补充完善。若病情危重、病痛或治疗等导致语言表达受限,可适当应用非语言表达方式进行评估,其余资料可由亲属或其他来源获得。

(2)临终病人:护士应首先了解病人是否知晓病情与预后,然后根据病人的具体情况进行问诊,回答病人提出的问题时,应力求中肯可靠,同时给予病人情感上的支持。

4. 认知功能障碍

护士可借助书面形式或手势与病人进行沟通。如病人确系认知障碍,护士应通过询问病人的亲属、目击者或其他医务人员来获取病史信息。

5. 不同文化背景

护士应注意自己与病人之间的文化差异,理解和尊重他人的文化。在对不同文化背景的病人进行问诊时,应该保持适当的距离,进行恰当的触摸、合适的目光接触,同时关注病人表达情感或疼痛的方式,避免使用影响交谈的语言进行表达。

注意事项

(1)在对危重症者进行问诊的过程中,要时刻注意病人的病情变化,病情发生变化时,应迅速采取抢救措施。

(2)保持环境安静,注重保护病人的隐私信息。

(3)收集过程中注意:做好解释说明及自我介绍;循序渐进,逐渐展开;采取适当的提问形式;避免使用医学术语;采取接受和尊重的态度;对于问诊过程中含糊不清、存有疑问的内容要及时核实;掌握问诊技巧,问诊内容不要疏漏,对于特殊情况的病人,灵活采用不同的问诊技巧和方式。

体检流程

(以生理-心理-社会模式为例)

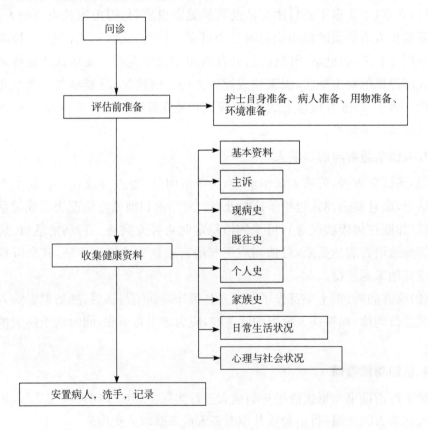

练习题

【选择题】

(一)单选题

1. 下列有关问诊方法正确的是(　　)

   A. 你头痛发作时有恶心、呕吐吗？　　B. 你上腹部疼痛时向右肩放射吗？

   C. 你胸痛时还有别的不舒服吗？　　D. 你是不是下午发热？

   E. 你有里急后重吗？

2. 下列问诊技巧不正确的是(　　)

   A. 避免重复提问　　B. 提问时注意条理性

   C. 开始提出一般性问题　　D. 首次问诊前应做自我介绍

   E. 若患者对问题答案模糊不清,可对其稍加诱导及提示

3. 为了保证问诊结果的有效性,问诊过程中不应该采取的方式是(　　)

   A. 澄清相关内容　　B. 复述患者的内容

   C. 对患者的相关问题进行解析　　D. 对患者的内容马上提出怀疑

   E. 可以恰当的方式打断患者的叙述

4. 此次患病之前发生的有关健康问题的资料属于(　　)

   A. 主观资料　　B. 客观资料

   C. 既往资料　　D. 目前资料

   E. 基本资料

5. 属于主观资料的是(　　)

   A. 体温 38 ℃　　B. 面色发绀

   C. 腹部胀痛　　D. 心动过速

   E. 呼吸

6. 对住院患者进行护理评估时收集资料的关键是(　　)

   A. 得到患者的信任　　B. 正确运用沟通技巧

   C. 观察能力　　D. 专业技术水平

   E. 态度是否和蔼

7. 现病史不包括(　　)

   A. 主要症状特征　　B. 病因与诱因

   C. 伴随症状　　D. 系统回顾

   E. 起病情况与患病时间

8. 下列关于主诉的含义,正确的是(　　)

   A. 指患者的主要症状或体征,及其就诊的时间

B. 指患者的主要症状或体征,及其起病的时间

C. 指患者的主要症状或体征,及其发病的频率

D. 指患者的主要症状或体征,及其严重程度

E. 指患者的主要症状或体征,及其发生和持续的时间

(二)多选题

9. 下列有关主要症状特点的描述,正确的是(　　)

　　A. 主要症状出现的部位

　　B. 主要症状的性质

　　C. 主要症状出现的程度及持续的时间

　　D. 主要症状的诱因、缓解及伴随症状

　　E. 主要症状应包括一般情况

10. 下列关于主诉的叙述,正确的是(　　)

　　A. 咽痛,发热 2 天

　　B. 畏寒、发热、右胸痛、咳嗽、食欲不振、头晕、乏力 3 天

　　C. 活动后心悸、气促 2 年,下肢水肿 10 天

　　D. 患糖尿病 10 年,多饮、多食、多尿、消瘦明显 2 个月

　　E. 经检验发现白血病复发,要求入院化疗

【问答题】

1. 简述问诊的方法、技巧与注意事项。
2. 简述现病史所包括的内容。

实验二 全身状态检查

案例导入

病人,男性,52岁。无烟酒嗜好。行走时躯干重心不稳,步态紊乱10余天。

问题:我们需要对病人进行哪些方面的评估来给出可能的疾病诊断?

学习目标

(1)掌握全身状态检查的内容。

(2)能够辨别病人的正常和异常情况,并能说出异常情况的临床意义。

(3)在护理实践中体现对病人的人文关怀。

评估前准备

病人准备、护士自身准备和环境准备参见"实验一"。

用物准备:体重秤、皮褶计、体温表、血压计、听诊器、皮尺、皮卡尺、棉签、手电筒、弯盘、治疗盘、记录本、笔、手消毒液等。

评估内容及步骤

一、性别

正常成人性征明显,不难判断。评估中应注意:①某些疾病的发生率与性别有关,如甲状腺疾病和系统性红斑狼疮多发于女性,胃癌、食管癌、痛风等多发于男性,甲型血友病多见于男性。②某些疾病可引起性征的改变,如肾上腺皮质肿瘤或长期应用肾上腺糖皮质激素可使女性发生男性化。③性染色体数目或结构异常可导致两性畸形。

二、年龄

年龄可经问诊获知。在某些情况下,如昏迷、死亡或隐瞒真实年龄时,则需通过观察皮肤的弹性与光泽、肌肉状态、毛发的颜色和分布、面与颈部皮肤皱纹以及牙齿的状态粗略估计。要注意年龄与某些疾病的发生密切相关,如佝偻病、荨麻疹和白喉等多见于幼儿与儿童,结核病和风湿热多见于青少年,动脉硬化与冠状动脉疾患多见于老年人。年龄也是影响疾病发生和预后的重要因素,青年人患病后易恢复,老年人康复则相对较慢。

三、生命体征

生命体征是评估生命活动存在与否及其质量的重要指标,包括体温、脉搏、呼吸、血压等,是观察病情变化的重要指标之一。测量之后应及时而准确地记录于病历和体温单上。具体测量方法、正常值及临床意义可参见基础护理学的相关教材。

另外,疼痛已被当今医学列为继体温、脉搏、呼吸、血压之后的第五大生命体征。疼痛是住院病人需要解决的、最重要的症状之一。正确评估疼痛对于有效降低疼痛感具有重要意义。疼痛的评估内容包括询问健康史,评估疼痛的部位、性质、程度、持续时间和伴随症状,病人表达疼痛的方式,生理及行为反应,疼痛对病人的影响等。

四、发育与体型的检查

1. 发育

发育正常与否通常以年龄、智力和体格成长状态(身高、体重及第二性征)及其相互间的关系进行综合判断。成人发育正常的指标包括:①头长为身高的1/8~1/7;②胸围约为身高的1/2;③两上肢展开后左右指端的距离约等于身高;④坐高约等于下肢的长度;⑤身体上部量(头顶至耻骨联合上缘的距离)与下部量(身高减去上部量或耻骨联合上缘至足底的距离)相当。

2. 体型

体型是身体各部发育的外观表现,包括骨骼、肌肉的成长和脂肪分布的状态。临床上将成人的体型分为无力型(瘦长型)、正力型(匀称型)和超力型(矮胖型)等3种。

五、营养状态

1. 营养状态的评价

(1)综合评价:根据皮肤、毛发、皮下脂肪、肌肉的情况,结合年龄、身高和体重进行综合判断。临床上常用良好、中等和不良三个等级进行描述。

(2)测量体重。

检查方法:应于清晨、空腹、排便和排尿后,身着单衣单裤立于体重计中心进行测量。

判定标准：①成人理想体重可用以下公式粗略计算：理想体重(kg)＝身高(cm)－105。一般认为：体重在理想体重±10%的范围内，属于正常；超过理想体重的10%～20%，称为超重；超过理想体重的20%以上，称为肥胖；低于理想体重的10%～20%为消瘦，低于理想体重的20%以上为明显消瘦，极度消瘦称为恶病质。②由于体重受身高影响较大，常用体质指数(BMI)衡量体重是否正常。计算方法为：BMI＝体重(kg)/身高(m)^2。按照世界卫生组织(WHO)标准：BMI 18.5～24.9为正常，25～29.9为超重，≥30为肥胖。按照我国标准：成人BMI 18.5～24为正常，＜18.5为消瘦；24～27.9为超重，≥28为肥胖。

(3)测量皮褶厚度。

检查方法：常用测量部位有肱三头肌、肩胛下和脐部，成人以肱三头肌皮褶厚度测量最常用。测量时病人取立位，双上肢自然下垂，护士站于其后，以拇指和示指在肩峰至尺骨鹰嘴连线中点的上方2 cm处捏起皮褶，捏起点两边皮肤须对称，然后用重量压力为10 g/mm^{2}的皮褶计测量，于夹住后3 s内读数。

正常值：一般取3次测量的均值。男性为(13.1±6.6)mm，女性为(21.5±6.9)mm。

2. 营养状态异常

营养状态异常包括营养不良与营养过剩。

六、意识状态

检查方法：多采用问诊，可通过与病人交谈，评估其思维、反应、情感活动、定向力等。必要时，可通过痛觉、角膜反射、瞳孔对光反射检查等判断意识障碍的程度。

临床意义：正常人意识清晰，反应敏捷精确，思维活动正常，语言流畅、准确，言能达意。意识障碍的临床表现分为：①以觉醒状态改变为主的意识障碍：嗜睡；昏睡；昏迷(昏迷为最严重的意识障碍，按程度不同又可分为3个阶段：轻度昏迷、中度昏迷和深度昏迷)。②以意识内容改变为主的意识障碍：意识模糊；谵妄。意识障碍的伴随症状有发热、呼吸改变、血压改变、心动过缓、皮肤黏膜出血等。

七、面容与表情

检查方法：通过视诊确定。

临床意义：正常人表情自然、神态安怡。临床常见的典型面容为急性面容、慢性面容、甲状腺功能亢进面容、黏液性水肿面容、二尖瓣面容、肢端肥大症面容、满月面容、面具面容、贫血面容、肝病面容、肾病面容、病危面容等。

八、体位

检查方法：通过视诊确定。

临床意义：常见体位有自动体位、被动体位和强迫体位（主要表现为强迫仰卧位、强迫俯卧位、强迫侧卧位、强迫坐位、强迫蹲位、强迫停立位、辗转体位和角弓反张位）。

九、步态

检查方法：通过视诊确定。

临床意义：健康人的步态因年龄、健康状态和所受训练的影响而不同。某些疾病会使步态发生改变，并具有一定的特征性。常见的异常步态有蹒跚步态、醉酒步态、共济失调步态、慌张步态、跨阈步态、剪刀步态、间歇性跛行等。

>>> **注意事项**

（1）与病人交流时，避免使用医学术语。
（2）认真仔细，操作要规范，动作轻柔。
（3）要注意观察病人的病情变化。
（4）要注意对病人给予关爱。

>>> **体检流程**

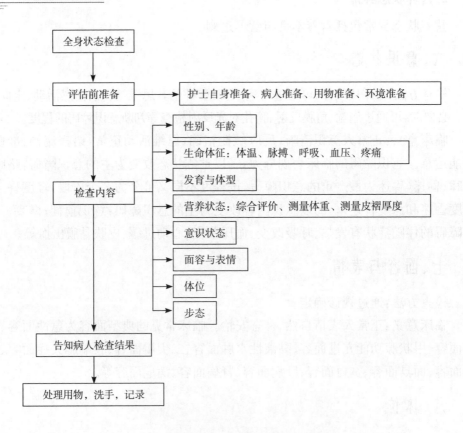

全身状态检查质量考核标准

项目	项目内容及顺序	满分	扣分及说明	得分
评估	1. 询问病人健康史(4分) 2. 观察一般情况、意识状态等(2分) 3. 病人心理状态及合作情况(2分) 4. 环境及用物的评估(2分)	10		
准备质量标准	1. 护士自身准备:衣帽整洁,仪表端庄,态度和蔼,洗手(2分) 2. 用物准备:体重秤、皮褶计、体温表、血压计、听诊器、皮尺、尺卡尺、棉签、手电筒、弯盘、治疗盘、手消毒液等(3分) 3. 病人准备:核对床号、姓名,解释目的、如何配合(3分) 4. 环境准备:安静、温暖、光线适宜、关门窗、置屏风(2分)	10		
操作质量标准	1. 核对病人(2分) 2. 解释目的,嘱其做好配合(2分) 3. 判断性别(2分) 4. 询问年龄(2分) 5. 测量体温(腋温法)(2分) (汇报体检病人体温,判断误差0.1℃,扣1分) 6. 测脉搏:桡动脉测量法(4分) (汇报每分钟脉搏次数及是否规则,误差4次,扣1分) 7. 测呼吸(4分) (口述观察呼吸频率、节律和深浅度,判断误差2次,扣1分) 8. 测血压:测量并汇报病人血压(4分) 9. 评估发育与体型(4分) 10. 观察和测量营养状况(4分) 11. 判断意识状态(4分) 12. 观察面容与表情:面容是否正常,表情是否自然(4分) 13. 观察体位(4分) 14. 观察步态(4分) 15. 安置病人,整理用物(2分) 16. 告知病人体格检查结果(2分)	50		
终末质量标准	1. 安置病人(2分) 2. 检查顺利和方法正确(6分) 3. 洗手、记录(2分)	10		
理论评价	生命体征正常和异常的临床意义,何谓意识障碍及分度等(10分)	10		
总体评价	1. 爱伤观念(2分) 2. 职业防护意识(2分) 3. 检查方法熟练流畅(2分) 4. 护患沟通(2分) 5. 应变能力(2分)	10		
总分				

练习题

【选择题】

(一)单选题

1. 与判断发育是否正常无关的是( )
   A. 身高 B. 体重 C. 第二性征
   D. 营养 E. 智力

2. 判断营养状态最简便而迅速的方法是观察( )
   A. 毛发分布 B. 肌肉发育 C. 皮肤弹性
   D. 皮肤色泽 E. 皮下脂肪

3. 消瘦是指体重低于正常的( )
   A. 10% B. 5% C. 15%
   D. 20% E. 25%

4. 不属于意识障碍的是( )
   A. 嗜睡 B. 意识模糊 C. 昏睡
   D. 昏迷 E. 失语

5. 面色苍白、颜面浮肿、睑厚面宽、目光呆滞、反应迟缓、毛发稀疏为( )
   A. 慢性面容 B. 贫血面容 C. 肝病面容
   D. 肾病面容 E. 黏液性水肿面容

6. 辗转体位常见于( )
   A. 急性腹膜炎 B. 脊柱疾病 C. 心肺功能不全
   D. 心绞痛 E. 胆石症

7. 强迫端坐位见于( )
   A. 脊柱疾病 B. 急性腹膜炎 C. 胸膜炎
   D. 心肺功能不全 E. 心绞痛

8. 帕金森病患者常出现的步态是( )
   A. 蹒跚步态 B. 共济失调步态 C. 慌张步态
   D. 醉酒步态 E. 跨阈步态

(二)多选题

9. 下列能反映年龄大小的指标是( )
   A. 皮肤的弹性 B. 肌肉的状态 C. 毛发的光泽
   D. 毛发的颜色 E. 面、颈部皮肤的皱纹

10. 成人发育正常的指标包括( )
    A. 胸围为身高的1/2 B. 坐高等于身高的1/2

C. 坐高等于下肢的长度　　D. 头的长度为身高的 1/8～1/7

E. 双臂的长度等于身高

【问答题】

1. 简述常见异常面容的特点及临床意义。
2. 简述常见强迫体位的特点及临床意义。
3. 简述常见异常步态的特点及临床意义。

实验三　皮肤与淋巴结检查

案例导入

病人，女性，23岁。既往体健。进食虾后出现皮肤严重瘙痒，躯干及四肢皮肤多处可见片状红色局限性水肿，隆起于皮肤表面。

问题：我们应对病人的皮肤进行哪些评估？该病人可能的疾病诊断是什么？

学习目标

(1)掌握皮肤、淋巴结检查的方法与内容。
(2)能够辨别病人的正常和异常情况，并能说出异常情况的临床意义。
(3)在护理实践中体现对病人的人文关怀。

评估前准备

病人准备、护士自身准备和环境准备参见"实验一"。

用物准备：体温表、血压计、听诊器、皮尺、皮卡尺、棉签、手电筒、弯盘、治疗盘等。

评估内容及步骤

一、皮肤

皮肤检查的主要方法为视诊，有时尚需配合触诊才能获得更清楚的结果。

1. 颜色

正常人皮肤颜色均一，暴露部分微深，无发绀、黄染、色素沉着或脱失。异常的皮肤颜色有苍白、发红、发绀、黄染、色素沉着、色素脱失等。

2. 湿度

在气温高、湿度大的环境中，出汗增多为正常的生理调节反应。一般出汗多者皮肤较湿润，出汗少者皮肤较干燥。病理情况下，可发生出汗过多、少汗或无汗。出汗过多见于风湿病、结核病和布氏杆菌病，甲状腺功能亢进症、佝偻病和淋巴瘤等也常有出汗增多。夜间入睡后出汗称为盗汗,多见于结核病。大汗淋漓伴四肢皮肤发凉为冷汗,常见于休克和虚脱。皮肤异常干燥无汗,常见于维生素 A 缺乏、黏液性水肿、硬皮病、尿毒症和脱水。

3. 温度

检查方法:通常以手背触摸皮肤表面评估皮肤的温度。

临床意义:正常人皮肤温暖,寒冷环境中手、足部温度可稍低。全身皮肤发热见于发热性疾病、甲状腺功能亢进症等。全身皮肤发冷见于休克、甲状腺功能减退症等。局部皮肤发热见于疖、痈、丹毒等炎症。肢端发冷见于雷诺病。

4. 弹性

检查方法:常选择手背或上臂内侧部位,用示指和拇指将皮肤捏起,松手后皮肤皱褶迅速平复为弹性正常,皮肤皱褶平复缓慢为弹性减退(图 3-1)。

临床意义:皮肤弹性与年龄、营养状态、皮下脂肪及组织间隙含液量有关。儿童与青年人皮肤弹性好,中年以后皮肤弹性减弱,老年人皮肤弹性差。皮肤弹性减退见于长期消耗性疾病、营养不良或严重脱水者。发热时血液循环加速,周围血管充盈,皮肤弹性可增加。

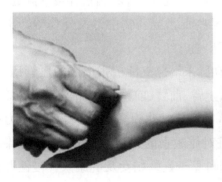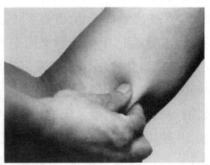

图 3-1 皮肤弹性检查

5. 水肿

检查方法:水肿部位的皮肤紧张发亮,通过视诊和触诊较易确定。但轻度水肿通过视诊不易发现,需与触诊结合。检查水肿时,用手指按压后应停留片刻,观察有无凹陷及平复情况。常用的检查部位有胫骨前、踝部、足背、腰骶部及额前等浅表骨面部位。

临床意义:根据全身水肿的程度,将水肿分为轻、中、重 3 度。此外,根据手指按压局部组织后是否发生凹陷,分为凹陷性水肿和非凹陷性水肿,非凹陷性水肿类型中又有黏液性水肿(见于甲状腺功能减退症)和象皮肿(见于丝虫病)之分。

6. 皮肤损害

皮肤损害包括原发性皮肤损害、继发性皮肤损害和血管皮肤性损害,可为皮肤本身的病变所引起,也可为全身疾病后局部皮肤的反应。

(1)皮疹:为原发性皮肤损害,多为全身性疾病的表现之一,常见于传染病、皮肤病、药物及其他物质所致的过敏反应。发现皮疹时,应详细观察其出现与消失的时间、发展顺序、分布部位、形状大小、平坦或隆起、颜色、压之是否褪色、有无瘙痒及脱屑等。常见皮疹有斑疹、玫瑰疹、丘疹、斑丘疹、荨麻疹等。

(2)压疮:又称为压力性损伤,通常位于骨隆突处,但也可能与医疗器械或其他物体有关。压疮多见于枕部、耳郭、肩胛部、肘部、髋部、骶尾部、膝关节内外侧、内外踝和足跟等身体易受压的部位。

压疮的临床分期:①Ⅰ期(淤血红润期);②Ⅱ期(炎性浸润期);③Ⅲ期(浅度溃疡期);④Ⅳ期(坏死溃疡期);⑤不可分期的压力性损伤;⑥深部组织压力性损伤。

(3)皮下出血:为血管性皮肤损害,其特点为局部皮肤呈青紫色或黄褐色,压之不褪色,除血肿外,一般不高出皮面。依出血面积分为:淤点(直径小于 2 mm);紫癜(直径为 3~5 mm);淤斑(直径大于 5 mm);血肿(片状出血伴皮肤隆起)。皮下出血常见于造血系统疾病、重症感染、某些毒物或药物中毒及外伤等。出血斑点也可发生于黏膜下,其临床意义同皮下出血。

(4)蜘蛛痣与肝掌:蜘蛛痣是皮肤小动脉末端分支性扩张形成的血管痣,形似蜘蛛,大小不等,主要出现在面、颈、手背、上臂、前臂、前胸和肩部等上腔静脉分布的区域内。蜘蛛痣的特点为压迫痣中心,其辐射状小血管网消失,去除压力后又复出现。一般认为,蜘蛛痣的发生与肝脏对雌激素的灭活作用减弱、体内雌激素水平升高有关,见于慢性肝炎、肝硬化,偶可见于妊娠妇女及健康人。慢性肝病病人大小鱼际处皮肤发红,加压后褪色,称为肝掌。其发生机制同蜘蛛痣。

二、浅表淋巴结

检查方法:包括视诊和触诊,以触诊为主。触诊时,护士以并拢的示、中、环三指紧贴检查部位,由浅入深,以指腹按压的皮肤与皮下组织之间的滑动顺序触诊耳前、耳后、枕、颌下、颈前颈后、锁骨上窝、腋窝、滑车上、腹股沟、腘窝淋巴结(图 3-2 和图 3-3)。

临床意义:正常浅表淋巴结体积较小,直径多为 0.2~0.5 cm,质地柔软、表面光滑,无压痛,与周围组织无粘连,因此不易被触及,也无压痛。触及肿大的淋巴结时,应注意其部位、大小、数量、硬度、有无压痛、活动度、界限是否清楚,以及局部皮肤有无红肿、瘢痕和瘘管等,同时寻找引起淋巴结肿大的原发病灶。

实验三 皮肤与淋巴结检查

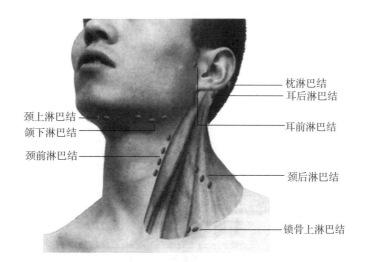

图 3-2　颈部淋巴结

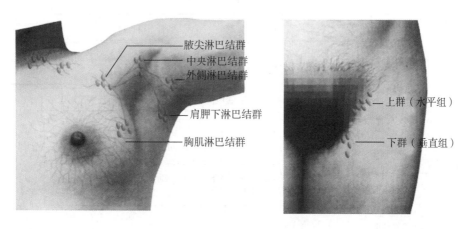

图 3-3　腋窝淋巴结和腹股沟淋巴结

注意事项

(1) 光线要适宜,最好是自然光线。
(2) 检查手法要规范,动作轻柔。
(3) 要注意与病人的交流,并观察病人的病情变化。

体检流程

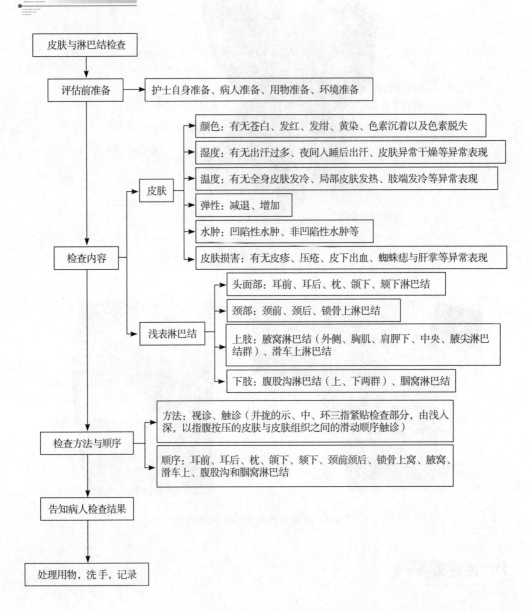

皮肤与淋巴结检查质量考核标准

项目	项目内容及顺序	满分	扣分及说明	得分
评估	1. 询问病人健康史(4分) 2. 观察一般情况、意识状态等(2分) 3. 病人心理状态及合作情况(2分) 4. 环境及用物的评估(2分)	10		
准备质量标准	1. 护士自身准备:衣帽整洁,仪表端庄、态度和蔼、洗手(2分) 2. 用物准备:体温表、血压计、听诊器、皮尺、皮卡尺、棉签、手电筒、弯盘、治疗盘等(3分) 3. 病人准备:核对床号、姓名,解释目的、如何配合(3分) 4. 环境准备:安静、温暖、光线适宜、关门窗、置屏风(2分)	10		
操作质量标准	1. 核对病人(2分) 2. 解释目的,嘱其做好配合(3分) 3. 观察皮肤颜色(2分) 4. 观察皮肤湿度(2分) 5. 测量皮肤温度:指背触摸皮肤法(3分) 6. 测量皮肤弹性:检查时常取手背或上臂内侧部位,用示指和拇指将皮肤捏起(位置错误、手法错误各扣1分)(4分) 7. 测量皮肤水肿:视诊与触诊相结合(位置错误、手法错误各扣1分)(4分) 8. 观察皮肤皮疹(3分) 9. 观察皮肤压疮(4分)(观察主要位置错误扣1分) 10. 观察皮肤出血(3分) 11. 观察蜘蛛痣与肝掌(3分) 12. 浅表淋巴结评估:触诊法(15分) (评估顺序、体位错误及手法错误各扣2分) 13. 安置病人,整理用物(2分)	50		
终末质量标准	1. 病人安置(2分) 2. 检查顺序和方法正确(6分) 3. 洗手、记录(2分)	10		
理论评价	皮肤、淋巴结正常和异常的临床意义,何谓蜘蛛痣及压疮分期等(10分)	10		
总体评价	1. 爱伤观念(2分) 2. 职业防护意识(2分) 3. 检查方法熟练流畅(2分) 4. 护患沟通(2分) 5. 应变能力(2分)	10		
总分				

练习题

【选择题】

(一)单选题

1. 皮肤持久性苍白见于( )
   A. 一氧化碳中毒　　B. 休克　　　　　C. 阿托品中毒
   D. Cushing 综合征　E. 贫血

2. 皮肤发黄且多出现于手掌、足底部位,常见于( )
   A. 肝脏病　　　　　B. 溶血性疾病　　C. 胆石症
   D. 服用阿的平　　　E. 过多食用富含胡萝卜素的果蔬

3. 黄疸早期出现的部位是( )
   A. 结膜　　　　　　B. 耳郭　　　　　C. 软腭黏膜
   D. 鼻尖　　　　　　E. 口唇

4. 检查皮肤弹性的常用部位为( )
   A. 颈部　　　　　　B. 手背　　　　　C. 腹壁
   D. 前臂背侧　　　　E. 胫前

5. 不引起出汗增多的是( )
   A. 结核病　　　　　B. 甲状腺功能亢进症　C. 风湿热
   D. 布氏杆菌病　　　E. 黏液性水肿

6. 局部皮肤发红、隆起皮面,周围有发红底盘的皮疹为( )
   A. 斑疹　　　　　　B. 玫瑰疹　　　　C. 丘疹
   D. 斑丘疹　　　　　E. 荨麻疹

7. 下列关于蜘蛛痣的叙述,不正确的是( )
   A. 多出现在上腔静脉分布区域　　　B. 见于肝硬化
   C. 与雌激素减少有关　　　　　　　D. 正常人偶见
   E. 见于慢性肝病

8. 触诊肿大的浅表淋巴结时,应注意的内容不包括( )
   A. 部位　　　　　　B. 大小　　　　　C. 数目
   D. 硬度　　　　　　E. 病因

(二)多选题

9. 药物反应所致的皮疹有( )
   A. 斑疹　　　　　　B. 丘疹　　　　　C. 斑丘疹
   D. 荨麻疹　　　　　E. 玫瑰疹

10. 下列有关淋巴结肿大的说法,正确的是( )

A. 急性淋巴结炎柔软,压痛
B. 淋巴结结核单发,质地硬
C. 淋巴结结核多发,质地稍硬,大小不等,互相粘连
D. 恶性肿瘤淋巴结转移质地稍硬,压痛明显
E. 恶性肿瘤淋巴结转移质地坚硬,多无压痛

【问答题】

1. 如何识别和区分不同皮疹的类型?
2. 如何检查并判断病人有无全身性水肿及其程度?

实验四　头部检查

>> **案例导入**

病人,女性,24岁。意识不清半小时。口腔中可闻及刺激性蒜味,双侧瞳孔直径约 1 mm,对光反射迟缓。

问题:通过对该病人进行评估,我们给出的可能的诊断是什么?

>> **学习目标**

(1)掌握头部检查的方法与内容。

(2)能够利用视诊、触诊对头部进行检查,以了解头部有无异常情况及其临床意义。

(3)在护理实践中体现对病人的人文关怀。

>> **评估前准备**

病人准备、护士自身准备和环境准备参见"实验一"。

用物准备:棉签、大头针、皮尺、手电筒等。

>> **评估内容及步骤**

一、头发与头皮

1.头发

视诊头发的颜色、疏密度、有无脱发及其特点。

2.头皮

分开头发观察头皮的颜色,有无头皮屑、头癣、疖痈、外伤、血肿及瘢痕等。触诊有无肿块和缺损。

二、头颅

检查方法:包括视诊和触诊。视诊时,应注意大小、外形及有无异常运动。然后触诊头颅的每一个部位,了解其外形、有无压痛和异常隆起。头颅的大小以头围来衡量,即自眉间最突出处经枕骨粗隆绕头一周的长度。

临床意义:正常成人头围≥53 cm。临床常见的异常有以下几种:小颅、方颅、巨颅、尖颅、长颅和变形颅。头部活动受限多见于颈椎病;头部不随意的动见于帕金森病;不能抬头见于重症肌无力或进行性肌萎缩;与颈动脉搏动一致的点头运动,称为 De Musset 征,见于严重的主动脉瓣关闭不全。

三、颜面与器官

1. 眼

评估时,一般按从外向内、先右后左的顺序进行。检查眼外部时,借助自然光或用手电筒斜照光进行;检查眼底时,护士应在暗室内佩戴检眼镜检查。

(1)眼睑:正常睁眼时两侧眼裂相等,闭眼时上下眼睑闭合,无眼睑水肿。常见眼睑异常有睑内翻、上睑下垂、眼睑闭合障碍、眼睑水肿、倒睫等。

(2)结膜。

检查方法:检查上睑结膜时需翻转眼睑,用示指和拇指捏起上睑中部的边缘,嘱病人双目下视,然后轻轻向前下方牵拉,同时以示指向下压迫睑板上缘,与拇指配合将睑缘向上捻转即可将眼睑翻开,观察结膜状况。检查下睑结膜时,将双手拇指置于下眼睑中部,请病人向上看,同时向下牵拉下眼睑边缘,观察结膜状况(图 4-1)。

临床意义:正常睑结膜为粉红色,结膜的常见异常有结膜充血、苍白、发黄、出血、颗粒与滤泡、球结膜水肿等。

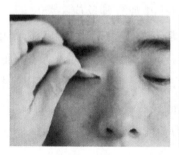 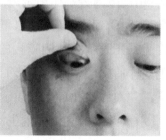

图 4-1 翻转眼睑检查上睑结膜

(3)眼球。

检查方法:主要检查眼球的外形与运动。检查眼球运动时,护士将示指置于病人眼前 30~40 cm 处,嘱其头部固定,眼球随示指方向按左→左上→左下及水平向右→右上→右下共六个方向移动。

临床意义:正常人双侧眼球对称,无突出或凹陷,可随着示指所示 6 个方向水平移动。常见眼球外形或运动异常有眼球突出、眼球下陷、眼球运动异常等。

(4)眼压。

检查方法:可通过触诊法或眼压计检查。触诊检查时,嘱病人睁眼向下看,护士将示指置于病人上睑眉弓和睑板上缘之间,轻压眼球,感觉眼球波动的抗力,判断其软硬度。

临床意义:正常眼压范围为 11~21 mmHg(1.47~2.79 kPa)。眼压升高,常见于眼压增高性疾病,如青光眼等;眼压降低伴双侧眼球内陷,见于眼球萎缩或脱水。

(5)角膜。

检查方法:检查时用斜光照射,观察其透明度。

临床意义:正常角膜透明,表面光滑、湿润、无血管。常见的角膜异常有角膜软化、角膜周边血管增生,角膜边缘出现黄色或棕褐色色素环。

(6)巩膜:正常巩膜为不透明瓷白色。发生黄疸时,以巩膜黄染最为明显,其特点为分布均匀。中年以后,内眦因脂肪沉着可见黄色斑块,呈不均匀分布,应与黄疸相鉴别。

(7)虹膜:正常虹膜纹理的近瞳孔部分呈放射状排列,周边呈环形排列。

(8)瞳孔。

①形状与大小:正常瞳孔为圆形,双侧等大,直径为 2~5 mm,幼儿及老年人稍小,青少年较大;明亮处较大,昏暗处较小。注意观察瞳孔形状与大小的异常变化,如瞳孔形态改变、瞳孔缩小或扩大,以及双侧瞳孔大小不等。

②对光反射。

检查方法:用手电筒分别照射两侧瞳孔并观察其反应。

临床意义:当眼受到光线刺激后,正常人的瞳孔立即缩小,移开光源后瞳孔迅速复原。直接受到光线刺激一侧瞳孔的反应,称为直接对光反射;而另一侧眼的瞳孔也会出现同样的反应,称为间接对光反射。瞳孔对光反射以敏捷、迟钝或消失加以描述。正常人的瞳孔对光反射敏捷。瞳孔对光反射迟钝或消失,见于昏迷病人;两侧瞳孔散大并伴对光反射消失为濒死状态的表现。

③集合反射。

检查方法:护士将示指置于病人眼前 1 m 外,嘱其注视示指,同时将示指逐渐移向病人的眼球,距离眼球 5~10 cm 处。

临床意义:正常人可见双眼内聚,瞳孔缩小,称此现象为集合反射。集合反射消失见于动眼神经功能损害。

(9)眼底检查。

检查方法:要求在病人不扩瞳和不戴眼镜的情况下,借助检眼镜进行检查,主要观察内容包括视神经乳头、视网膜血管、黄斑区及视网膜各象限。

临床意义:正常视神经乳头呈卵圆形或圆形,边缘清楚,色淡红,颞侧较鼻侧稍淡,中央凹陷。动脉色鲜红,静脉色暗红,动静脉管径的正常比例为 2∶3。黄斑部呈暗红色、无血管,视网膜透明,呈深橘色。

(10)视功能检查:包括视力、色觉和视野。

2. 耳

(1)耳郭:检查耳郭的外形、大小、位置和对称性,注意有无畸形、外伤瘢痕、红肿、结节等。

(2)外耳道:观察外耳道皮肤是否正常,有无溢液。

(3)中耳:观察有无鼓膜穿孔及穿孔的位置等。

(4)乳突:触诊乳突有无压痛。

(5)听力:一般采用粗测法测定听力。

检查方法:在安静的室内,嘱病人闭目静坐,并用手掌堵塞一侧耳郭及其外耳道,护士以拇指与示指互相摩擦(或手持手表),自 1 m 以外逐渐向病人耳部移近,直到其听到声音为止,测量距离。用同样的方法检测另一侧耳的听力。

临床意义:正常人一般在 1 m 处即可听到捻指音或机械表的滴答声。

3. 鼻

(1)鼻外形与颜色:观察鼻外形及皮肤颜色有无改变。注意鼻梁部皮肤是否出现红色斑块,有无酒渣鼻、蛙状鼻、马鞍鼻等。

(2)鼻翼扇动:鼻翼扇动表现为吸气时鼻孔开大,呼气时鼻孔回缩,常见于伴有呼吸困难的高热性疾病及支气管哮喘或心源性哮喘发作时。

(3)鼻腔:用左手将鼻尖轻轻上推,右手持电筒分别照射左右鼻腔。观察鼻黏膜的颜色,有无肿胀或萎缩,鼻甲大小,鼻腔是否通畅,有无分泌物,鼻中隔有无偏曲及穿孔,有无鼻出血等。

(4)鼻窦:检查各鼻窦区有无压痛。

检查方法:检查上颌窦时,护士双手拇指分别置于病人鼻侧颧骨下缘,向后上按压,其余四指固定在病人两侧耳后。检查额窦时,护士双手拇指分别置于病人眼眶上缘内侧,用力向后上按压,其余四指固定在病人头颅颞侧作为支点。检查筛窦时,护士双侧拇指分别置于病人鼻根部与眼内眦之间,向后按压,其余四指固定在病人两侧耳后。在按压的同时询问病人有无疼痛,并对两侧作比较。

临床意义:正常人的鼻窦无压痛。

4. 口

(1)口唇:观察口唇颜色,有无口唇干燥皲裂、疱疹、口角糜烂或口角歪斜等。

正常人口唇红润光滑。

（2）口腔黏膜：正常口腔黏膜光洁，呈粉红色。注意观察有无黏膜下出血点或淤斑、麻疹黏膜斑（Koplik 斑）、黏膜疹、鹅口疮、黏膜溃疡等。

（3）牙齿：正常牙齿呈瓷白色。注意有无龋齿、残根、缺齿、义齿等。

（4）牙龈：正常牙龈呈粉红色。注意有无牙龈水肿、肿胀、萎缩、出血和溢脓。

（5）舌：检查时嘱病人伸舌，舌尖翘起，并左右侧移，以观察舌质、舌苔和舌的运动状态。注意有无干燥舌、草莓舌、镜面舌，以及伸舌偏斜、细微震颤等异常。

（6）咽部和扁桃体。

检查方法：嘱病人取坐位，头稍后仰，张口并发"啊"音，护士用压舌板于病人的舌前 2/3 与舌后 1/3 交界处迅速下压，借助手电筒光源进行观察。注意咽部颜色和对称性，有无充血、肿胀、分泌物及扁桃体的大小。如扁桃体肿大，则应注意分度，未超过咽腭弓者为Ⅰ度，超出咽腭弓未达到咽后壁中线者为Ⅱ度，达到或超过咽后壁中线者为Ⅲ度（图 4-2）。

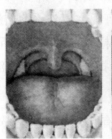
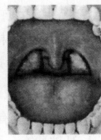
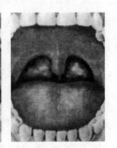

Ⅰ度扁桃体肿大　　Ⅱ度扁桃体肿大　　Ⅲ度扁桃体肿大

图 4-2　扁桃体肿大分度

（7）腮腺：正常人腮腺体薄而软，一般人不能触及其轮廓。

注意事项

（1）检查手法要规范，动作轻柔。

（2）检查过程中，注意与病人的交流，并观察病人的病情变化。

实验四 头部检查

>>> 体检流程

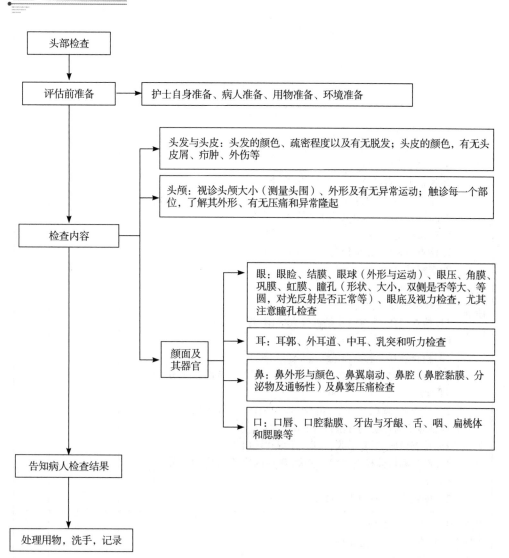

头部检查质量考核标准

项目	项目内容及顺序	满分	扣分及说明	得分
评估	1. 询问病人健康史(4分) 2. 观察一般情况、意识状态等(2分) 3. 病人心理状态及合作情况(2分) 4. 环境及用物的评估(2分)	10		

续表

项目	项目内容及顺序	满分	扣分及说明	得分
准备质量标准	1. 护士自身准备:衣帽整洁,仪表端庄,态度和蔼,洗手(2分) 2. 用物准备:棉签、大头针、皮尺、手电筒等(3分) 3. 病人准备:核对床号、姓名,解释目的、如何配合(3分) 4. 环境准备:安静、温暖、光线适宜、关门窗、置屏风(2分)	10		
操作质量标准	1. 核对病人(2分) 2. 解释目的,嘱其做好配合(3分) 3. 观察头发(2分) 4. 观察头皮(2分) 5. 评估头颅(注意其大小、外形及有无异常运动,头围测量判断误差0.5 cm,扣1分)(3分) 6. 观察眼睑(2分) 7. 检查结膜(未完全翻转扣1分)(4分) 8. 观察巩膜(3分) 9. 观察虹膜(2分) 10. 检查角膜(3分) 11. 检查瞳孔(注意瞳孔是否等大等圆,瞳孔大小判断误差0.1 mm,扣1分)(3分) 12. 检查外耳及乳突(3分) 13. 检查听力(采用粗略评估方法即可,方法错误扣1分)(4分) 14. 检查鼻(观察鼻外形、鼻翼扇动及有无鼻腔分泌物等,评估鼻窦时注意其方法,错误扣1分)(4分) 15. 检查口唇、口腔黏膜、牙齿、牙龈和舌(4分) 16. 咽与扁桃体检查(注意方法,观察内容错误均扣1分)(4分) 17. 安置病人,整理用物(2分)	50		
终末质量标准	1. 病人安置(2分) 2. 检查顺序和方法正确(6分) 3. 洗手、记录(2分)	10		
理论评价	头部各部位正常和异常的临床意义,掌握瞳孔变化及扁桃体肿大的分度等(10分)	10		
总体评价	1. 爱伤观念(2分) 2. 职业防护意识(2分) 3. 检查方法熟练流畅(2分) 4. 护患沟通(2分) 5. 应变能力(2分)	10		
总分				

练习题

【选择题】

(一)单选题

1. 小颅畸形见于(　　)
   A. 先天性疾患　　B. 囟门早闭　　C. 佝偻病
   D. 脑积水　　　　E. 先天性梅毒

2. 巨颅可见于(　　)
   A. 先天性疾患　　B. 囟门早闭　　C. 佝偻病
   D. 脑积水　　　　E. 先天性梅毒

3. 单侧眼睑闭合障碍见于(　　)
   A. 动眼神经麻痹　　B. 面神经麻痹　　C. 甲状腺功能亢进
   D. 先天性上睑下垂　E. 重症肌无力

4. 结膜出现大小不等、散在的出血点可见于(　　)
   A. 沙眼　　　　　　　　B. 结膜炎　　C. 角膜炎
   D. 亚急性感染性心内膜炎　E. 贫血

5. 单侧眼球突出常见于(　　)
   A. 颅内病变　　　B. 甲状腺功能亢进　　C. 局部炎症
   D. Honer综合征　E. 屈光不正

6. 于耳郭上触及痛性小结,最可能为(　　)
   A. 痛风结节　　B. 疖肿　　C. 淋巴结
   D. 软骨病变　　E. 正常

7. 鼻梁部皮肤出现红色斑块,病损处高起皮面并向两侧面颊部扩展,可能原因为(　　)
   A. 黑热病　　B. 慢性肝脏疾患　　C. 系统性红斑狼疮
   D. 日晒后　　E. 酒渣鼻

8. 草莓舌见于(　　)
   A. 核黄素缺乏　　B. 猩红热　　C. 缺铁性贫血
   D. 糙皮病　　　　E. 慢性萎缩性胃炎

(二)多选题

9. 下列有关瞳孔的叙述,正确的是(　　)
   A. 有机磷农药中毒时缩小　　B. 应用吗啡时扩大
   C. 应用氯丙嗪时缩小　　　　D. 应用阿托品时扩大
   E. 应用毛果芸香碱时缩小

10. 镜面舌常见于（   ）
    A. 猩红热   B. 缺铁性贫血   C. 恶性贫血
    D. 糙皮病   E. 慢性萎缩性胃炎

【问答题】
1. 简述集合反射的检查方法及正常、异常表现的临床意义。
2. 如何对病人进行听力的检测？
3. 简述扁桃体肿大的分度。

实验五　颈部检查

>>> 案例导入

病人,女性,23岁。心悸、怕热、多汗、消瘦2个月。双侧眼球突出,甲状腺Ⅱ度增大,质软,可触及震颤,并闻及连续性静脉杂音。

问题:该病人的健康评估应包括哪些内容?可能的诊断是什么?

>>> 学习目标

(1)掌握颈部检查的方法与内容。

(2)利用视诊、触诊和听诊检查颈部,以了解颈部有无异常情况,并能说出其异常情况的临床意义。

(3)在护理实践中体现对病人的人文关怀。

>>> 评估前准备

病人准备、护士自身准备和环境准备参见"实验一"。

用物准备:直尺和听诊器。

>>> 评估内容及步骤

一、颈部的外形与运动

检查方法: 病人去枕仰卧,护士一手置于病人后颈部,轻轻抬高头部,并协助做伸屈颈部及向左右转动的动作,观察并感觉有无颈项强直及运动障碍。

临床意义: 正常人颈部直立,两侧对称,伸屈、转动自如。

二、颈部血管

1. 颈静脉

正常人在去枕平卧位时稍见充盈,但充盈水平仅限于锁骨上缘到下颌骨距离的下2/3以内;坐位或半坐位(上身与水平面呈45°)时,颈静脉不显露,亦看不到颈静脉搏动。若坐位或半坐位时颈静脉明显充盈,或平卧位时充盈的颈静脉超过正常水平,称为颈静脉怒张,提示静脉压增高,见于右心衰竭、缩窄性心包炎、心包积液、上腔静脉阻塞综合征,以及胸腔或腹腔压力增高时。若平卧位时看不到颈静脉充盈,提示低血容量状态。颈静脉搏动可见于三尖瓣关闭不全。

2. 颈动脉

正常人在安静状态下不易看到颈动脉搏动,仅在剧烈活动心排血量增加时才能见到。静息状态下出现明显的颈动脉搏动,多见于主动脉瓣关闭不全、高血压、甲状腺功能亢进及严重贫血。由于颈动脉和颈静脉都可能发生搏动,且部位邻近,应加以鉴别。一般静脉搏动柔和,范围弥散,触诊无搏动感,而动脉搏动比较强劲,呈膨胀性,搏动感明显。

三、甲状腺

甲状腺检查一般按视诊、触诊和听诊的顺序进行。

1. 视诊

检查方法:病人取坐位,头后仰,嘱其做吞咽动作,观察甲状腺的大小和对称性。

临床意义:正常情况下,除女性在青春发育期甲状腺可略增大外,甲状腺外观不明显,若能看到其轮廓,即可认为甲状腺肿大。甲状腺肿大分为三度:视诊无肿大,但能触及者为Ⅰ度;视诊可见肿大又能触及,但在胸锁乳突肌以内者为Ⅱ度;超过胸锁乳突肌外缘者为Ⅲ度。甲状腺肿大常见于甲状腺功能亢进症、单纯性甲状腺肿、甲状腺癌、慢性淋巴性甲状腺炎(桥本甲状腺炎)、甲状腺瘤和甲状旁腺腺瘤。

2. 触诊

触诊的内容包括甲状腺的大小、硬度、对称性、表面光滑度,有无结节及震颤等。检查方法(图5-1)如下:

(1)前面触诊:护士立于病人前面,一手拇指施压于一侧甲状软骨,将气管推向对侧;另一手示、中指在对侧胸锁乳突肌后缘向前推挤甲状腺侧叶,拇指在胸锁乳突肌前缘触诊,配合吞咽动作,重复检查,可触及被推挤的甲状腺。用同法检查另一侧甲状腺侧叶。最后自胸骨上切迹向上触摸甲状腺峡部。

(2)后面触诊:护士立于病人后面,一手示、中指施压于一侧甲状软骨,将气管推向对侧,另一手拇指在对侧胸锁乳突肌后缘向前推挤甲状腺,示、中指在其前缘触诊甲状腺,配合吞咽动作,重复检查。用同法检查另一侧甲状腺。最后用一手的示指自胸骨上切迹向上触摸甲状腺峡部。

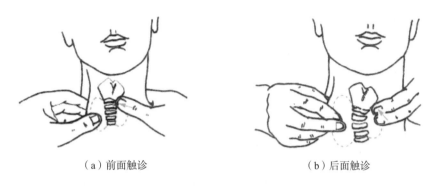

(a)前面触诊　　　　　　　　　(b)后面触诊

图 5-1　甲状腺触诊

3. 听诊

正常甲状腺无血管杂音。甲状腺功能亢进者,可闻及收缩期或连续性"嗡嗡"音。当触到肿大的甲状腺时,用钟型听诊器直接置于肿大的甲状腺上,注意有无血管杂音。

四、气管

检查方法:嘱病人取坐位或仰卧位,使颈部处于自然直立状态,护士将右手示指与环指(即无名指)分别置于病人两侧胸锁关节上,中指置于胸骨柄上窝的气管正中,观察中指是否在示指与无名指中间。也可比较气管在两侧胸锁乳突肌间的空隙大小是否一致。

临床意义:正常情况下,气管位于颈前正中部。若两侧距离或空隙不等,则为气管移位。通过气管偏移的方向可判断病变的性质。大量胸腔积液、积气、纵隔肿瘤及单侧甲状腺肿大可将气管推向健侧;肺不张、肺纤维化和胸膜粘连则可将气管拉向患侧。

▶▶▶ 注意事项

(1)检查手法要规范,动作轻柔。
(2)要注意与病人的交流,并观察病人的病情变化。

▶▶▶ 体检流程

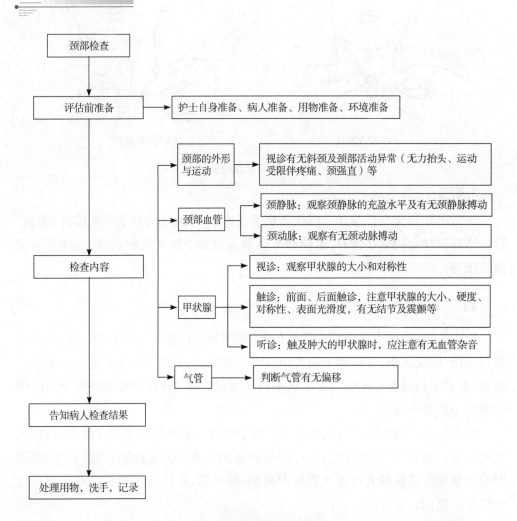

颈部检查质量考核标准

项目	项目内容及顺序	满分	扣分及说明	得分
评估	1.询问病人健康史(4分) 2.观察一般情况、意识状态等(2分) 3.病人心理状态及合作情况(2分) 4.环境及用物的评估(2分)	10		
准备质量标准	1.护士自身准备:衣帽整洁,仪表端庄,态度和蔼,洗手(2分) 2.用物准备:直尺和听诊器(3分) 3.病人准备:核对床号、姓名,解释目的、如何配合(3分) 4.环境准备:安静、温暖、光线适宜、关门窗、置屏风(2分)	10		

续表

项目	项目内容及顺序	满分	扣分及说明	得分
操作质量标准	1. 核对病人(2分) 2. 解释目的,嘱其做好配合(3分) 3. 观察颈部外形(2分) 4. 评估颈部运动(3分) 5. 颈部血管评估(注意观察颈静脉怒张、颈动脉搏动和颈静脉搏动)(6分) 6. 甲状腺视诊(注意其体位,未配合吞咽动作扣1分)(4分) 7. 甲状腺触诊(注意触诊手法,未配合吞咽动作、未检查双侧均扣2分)(12分) 8. 甲状腺听诊(触到肿大的甲状腺时要配合听诊)(4分) 9. 气管评估(注意手法,错误扣4分)(12分) 10. 安置病人,整理用物(2分)	50		
终末质量标准	1. 病人安置(2分) 2. 检查顺序和方法正确(6分) 3. 洗手、记录(2分)	10		
理论评价	颈部各部位正常和异常的临床意义,何谓颈静脉怒张及甲状腺肿大分度等(10分)	10		
总体评价	1. 爱伤观念(2分) 2. 职业防护意识(2分) 3. 检查方法熟练流畅(2分) 4. 护患沟通(2分) 5. 应变能力(2分)	10		
总分				

练习题

【选择题】

(一)单选题

1. 伸舌有轻微震颤,见于( )
   A. 甲状腺功能亢进　　B. 甲状腺功能减退　C. 肾上腺皮质功能亢进
   D. 肾上腺皮质功能减退　E. 舌下神经麻痹

2. 不属于甲状腺功能亢进眼征的是( )
   A. Stellwag 征　　　　B. Graefe 征　　　　C. Mobius 征
   D. Musset 征　　　　　E. Joffroy 征

3. 一侧胸腔大量积气时,气管向( )
   A. 右侧移位　　　　B. 左侧移位　　　　C. 患侧移位
   D. 健侧移位　　　　E. 不移位
4. 肺不张时,气管向( )
   A. 右侧移位　　　　B. 左侧移位　　　　C. 患侧移位
   D. 健侧移位　　　　E. 不移位
5. 静息状态下出现明显的颈动脉搏动提示( )
   A. 静脉压增高　　　B. 静脉压降低　　　C. 脉压增宽
   D. 脉压变窄　　　　E. 动脉压增高
6. 颈静脉搏动的特点为( )
   A. 强劲　　　　　　B. 呈膨胀性　　　　C. 搏动感明显
   D. 范围聚集　　　　E. 柔和
7. 主动脉瓣关闭不全表现为( )
   A. 颈静脉怒张　　　B. 颈静脉搏动　　　C. 颈动脉明显搏动
   D. 颈部动脉杂音　　E. 颈静脉杂音
8. 三尖瓣关闭不全表现为( )
   A. 颈静脉怒张　　　B. 颈静脉搏动　　　C. 颈动脉明显搏动
   D. 颈部动脉杂音　　E. 颈静脉杂音

(二)多选题

9. 颈静脉怒张见于( )
   A. 心包积液　　　　B. 右心衰竭　　　　C. 缩窄性心包炎
   D. 左心衰竭　　　　E. 三尖瓣关闭不全
10. 气管向健侧移位的病因有( )
    A. 肺不张　　　　　B. 大量胸腔积液　　C. 气胸
    D. 纵隔肿瘤　　　　E. 胸膜粘连

【问答题】

1. 甲状腺肿大如何分度?
2. 气管移位的常见病因有哪些?
3. 触诊甲状腺时,为何要嘱病人做吞咽动作以配合检查?

实验六 胸廓与肺脏检查

>>> **案例导入**

病人,男性,31岁。淋雨后出现发热、寒战、咳嗽、咳铁锈色痰、胸痛5天。急性热病容,右肺呼吸动度减弱,语音震颤增强,右下肺可闻及支气管呼吸音和胸膜摩擦音。

问题:该病人健康评估的重点有哪些?可能的诊断是什么?

>>> **学习目标**

(1)运用正确的检查方法和手法进行胸廓与肺脏检查。
(2)识别正常和异常体征,并能说出异常情况的临床意义。
(3)在护理实践中体现对病人的人文关怀。

>>> **评估前准备**

病人准备、护士自身准备和环境准备参见"实验一"。
用物准备:皮尺、直尺、秒表、听诊器等。

>>> **评估内容及步骤**

一、视诊

病人平卧,充分暴露前胸部。

1. 胸廓外形

检查方法:护士从前、后、左、右分别对病人胸廓形态进行全面、详细的视诊,对比病人胸廓左右两侧、前后径与左右径比例及胸廓形状。

临床意义:正常成年人胸廓两侧大致对称,呈椭圆形,前后径较左右径短,两者的比例约为1∶1.5,小儿和老年人的前后径略小于左右径或几乎相等,呈圆柱形。常见的胸廓外形改变有扁平胸、桶状胸、佝偻病胸、漏斗胸、胸廓一侧变形、胸廓局部隆起、脊柱畸形等。

2. 胸壁

视诊时,除观察营养状态、骨骼肌发育情况及皮肤(是否有皮疹、局部有无炎症、溃烂及突起)以外,还应着重进行下列项目的检查。

(1)静脉:正常胸壁无明显静脉可见。当上腔静脉或下腔静脉血流受阻建立侧支循环时,可见胸壁静脉充盈或曲张。上腔静脉阻塞时,静脉血流方向自上而下;下腔静脉阻塞时,静脉血流方向自下而上。通过检查血流方向可明确受阻血流部位。

(2)肋间隙:正常肋间隙无凹陷或膨隆。吸气时肋间隙凹陷提示上呼吸道阻塞,使吸入的气体不能顺利进入肺内。肋间隙膨隆见于大量胸腔积液、张力性气胸及严重慢性阻塞性肺疾病病人用力呼气时。此外,胸壁肿瘤、主动脉瘤或婴儿和儿童时期心脏明显肿大者,其相应部位的肋间隙也常膨出。

3. 其他

判断病人呼吸运动的类型、呼吸频率、深度与节律。

二、触诊

1. 胸廓扩张度

胸廓扩张度即呼吸时的胸廓动度。主要测量病人在平静呼吸及深呼吸时两侧胸廓动度是否对称。因呼吸时胸廓前下部动度较大,因此,常在此处进行胸廓扩张度的检查。

检查方法:检查前胸廓扩张度时,护士两手置于胸廓前下部的对称部位,左右拇指分别沿两侧肋缘指向剑突,并与前正中线的距离相等,手掌和伸展的手指置于前侧胸壁。检查后胸廓扩张度时,护士两手平置于病人背部,约与第 10 肋骨水平,拇指与中线平行,并将两侧皮肤向中线轻推。嘱病人做深呼吸运动,观察和比较两手的动度是否一致(图 6-1)。

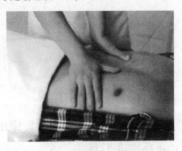
图 6-1 胸廓扩张度检查

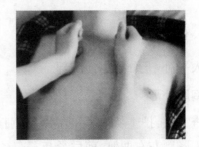
图 6-2 语音震颤检查

2. 胸壁

检查方法:用双手手掌前部分别按压两侧胸廓的上、中、下三部分,观察有无压痛和皮下气肿(捻发感)。

3. 语音震颤

检查方法：检查时，护士以两手掌或两手掌的尺侧缘轻置于病人胸壁对称部位，嘱病人用同等强度重复发"yi"长音，然后双手交叉重复一次，自上至下，先前胸后背部，边触诊边比较两侧相应部位语音震颤的异同，注意有无单侧、双侧或局部语音震颤的增强、减弱或消失(图6-2)。

4. 胸膜摩擦感

检查方法：护士两手平置于病人的胸壁上，嘱病人做深呼吸运动，此时若两手有两层皮革相互摩擦的感觉，即为胸膜摩擦感，于胸廓的下前侧部或腋中线第5、6肋间最易触及。

临床意义：正常胸膜脏层和壁层之间滑润，呼吸运动时不产生摩擦感。胸膜炎症、胸膜原发或继发肿瘤、胸膜高度干燥、肺部病变累及胸膜时，因纤维蛋白沉积于胸膜，使其表面粗糙，呼吸时脏、壁两层胸膜互相摩擦，方可触及胸膜摩擦感。当出现胸腔积液时，脏层胸膜与壁层胸膜分离，胸膜摩擦感消失。在积液吸收过程中，摩擦感可再次出现。

三、叩 诊

1. 叩诊方法

叩诊时，协助病人取仰卧位或坐位，按前胸、侧胸和背部的顺序进行叩诊。依次检查前胸、侧胸壁和背部，自上而下，并注意对称部位的比较。叩诊前胸时，病人胸部稍向前挺；叩诊侧胸时，病人双臂抱头；叩诊背部时，病人上身略前倾，头稍低，双手交叉抱肘，尽可能使肩胛骨移向外侧。可根据情况采用间接叩诊法或直接叩诊法，以前者较为常用。间接叩诊时，护士以左手中指第二指节为板指平贴于肋间隙，叩诊肩胛间区时板指应与脊柱平行。然后用右手中指以垂直的方向叩击板指，自上而下、由内向外，逐一进行肋间叩诊，注意对称部位叩诊音的比较。直接叩诊时，护士将右手指并拢，以手指掌面对胸壁进行直接拍击，主要用于判断大量胸腔积液或气体大致的含量，以及病变所在的部位。

叩诊时应注意：应有适当节奏，不可过快，每一部位每次叩诊只需连续叩击2次，最多不超过3次；每次叩击后，右手中指应迅速抬起离开板指；叩诊力度应均匀适中，以便于对比；叩诊应从容进行，不能过急或过缓，应仔细分辨音响变化，同时应注意叩诊时板指下产生的震动感觉的差异；辨别四种叩诊音，沿右锁骨中线，自第二肋间开始至脐部，分别可以叩出清音、浊音、实音和鼓音。

2. 胸部叩诊

(1)正常叩诊音：正常的胸部叩诊音为清音，音响强弱和音调高低与肺脏含气量、胸壁厚薄以及邻近器官的影响有关。

(2)异常叩诊音:正常肺脏的清音区范围内出现实音、浊音、过清音或鼓音时称为胸部异常叩诊音,提示肺、胸膜、膈或胸壁存在病理改变。异常叩诊音的类型取决于病变的性质、范围及深度。一般距离体表 5 cm 以上的深部病灶、直径小于 3 cm 的小病灶或少量胸腔积液,常不能发现叩诊音的变化。

3. 肺界叩诊

(1)肺上界:即肺尖的宽度,其内侧为颈肌,外侧为肩胛带。

叩诊方法:自斜方肌前缘中央部开始逐渐向外侧叩诊,标记由清音转变为浊音的点,该点即为肺上界的外侧终点;随后再由上述中央部向内侧叩诊,当清音变为浊音时,即为肺上界的内侧终点。外侧终点与内侧终点之间的距离为肺尖的宽度。

临床意义:正常肺尖的宽度为4~6 cm,右侧较左侧窄。肺上界变窄或叩诊浊音常见于肺结核所致的肺尖浸润、纤维性病变等;肺上界变宽且叩诊呈轻微的过清音常见于慢性阻塞性肺疾病。

(2)肺前界:正常的肺前界相当于心脏的绝对浊音界。左肺前界大约在胸骨旁线第4~6肋间隙,右肺前界相当于胸骨线的位置。两侧肺前界浊音区扩大主要见于心脏扩大、心肌肥厚、主动脉瘤、心包积液及肺门淋巴结明显增大等;两侧肺前界浊音区缩小见于慢性阻塞性肺疾病。

(3)肺下界。

叩诊方法:嘱病人平静呼吸,分别从锁骨中线第2肋间隙、腋窝顶部、肩胛线上第8肋间隙的清音区开始向下叩诊,当叩诊音由清音转为浊音时,即为肺下界。

临床意义:正常人两侧肺下界基本相等,平静呼吸时分别位于锁骨中线、腋中线和肩胛线的第6、第8和第10肋间隙。因体型、发育情况不同,肺下界的位置可稍有差异。病理情况下,肺下界上移常见于肺不张、膈肌麻痹、鼓肠、腹腔积液、腹腔巨大肿瘤等;肺下界下移常见于腹腔内脏下垂、慢性阻塞性肺疾病等。

(4)肺下界移动范围:正常肺下界的移动范围相当于呼吸时膈肌的移动范围。

叩诊方法:先于病人平静呼吸时,在肩胛线上叩出肺下界的位置,做好标记;然后分别于病人深吸气与深呼气后屏住呼吸,再次叩出肺下界并做好标记。标记的最高点与最低点之间的距离即为肺下界的移动范围。

临床意义:正常移动范围为6~8 cm。肺下界移动范围减小见于肺组织萎缩,如肺纤维化、肺不张等;肺组织弹性消失,如肺气肿;肺组织炎症或水肿,如肺炎和肺水肿等。肺下界移动度消失见于膈神经麻痹者;大量胸腔积液、积气及广泛的胸膜粘连时,不能叩出肺下界及其移动范围。

四、听 诊

1. 听诊方法与顺序

听诊时,病人取卧位或坐位,微张口做均匀呼吸。听诊一般从肺尖开始,按前胸部、侧胸部和背部的顺序进行。其中前胸部沿锁骨中线和腋前线,侧胸部沿腋中线和腋后线,背部沿肩胛间区和肩胛线自上而下、左右交替逐一肋间隙进行。每个听诊部位至少听诊1~2个呼吸周期,注意左右、上下对称部位的对比。必要时,可进行深呼吸或咳嗽动作。

2. 听诊内容

(1)明确三种正常呼吸音。

①支气管呼吸音:正常人在喉部、胸骨上窝、背部第6、7颈椎及第1、2胸椎附近可闻及支气管呼吸音。

特点:音响强而音调高,吸气相较呼气相短,呼气音较吸气音的音响强而音调高,吸气末与呼气起始之间有极短暂的间隙。

②肺泡呼吸音:正常人在支气管呼吸音和支气管肺泡呼吸音分布区域以外的大部分肺野内均可闻及,以乳房下部及肩胛下部肺泡呼吸音最强,其次为腋窝下部,肺尖及肺下缘较弱。

特点:吸气时音响较强、音调较高、时相较长;呼气时音响较弱、音调较低、时相较短。肺泡呼吸音的强弱与性别、年龄、肺组织弹性、胸壁的厚度及呼吸深浅等因素有关。男性的肺泡呼吸音强于女性,儿童强于老年人,体型瘦长者强于体型矮胖者。

③支气管肺泡呼吸音:又称混合性呼吸音,正常人于胸骨两侧第1、2肋间、肩胛间区第3、4胸椎水平及肺尖前后部可闻及支气管肺泡呼吸音。

特点:兼有支气管呼吸音和肺泡呼吸音的特点,其吸气音与肺泡呼吸音的吸气音相似,但音响较强、音调较高;其呼气音与支气管呼吸音的呼气音相似,但强度较弱、音调较低,吸气相与呼气相的持续时间基本相等。

(2)异常呼吸音:仔细听诊有无呼吸音增强、减弱或消失等异常情况。

(3)啰音:按听诊顺序和原则,仔细听诊有无干、湿啰音,注意其部位和啰音的特点。

(4)语音共振。

检查方法:嘱病人用一般的声音强度重复发出"yi"的长音,同时用听诊器听取语音。注意上下左右的对比。

临床意义:一般在气管和大支气管附近最强,正常人闻及的语音共振音节含糊难辨。

(5)胸膜摩擦音:胸膜摩擦音在前下侧胸壁最易闻及,其音调特征与用一手掩耳,以另一手手指在该手背上摩擦时所听到的声音相似,在吸气与呼气时均可闻及,以吸气末或呼气初时明显,屏气时消失,深呼吸或听诊器加压时声音可增强,并可随体位的改变而消失或复现。当胸腔积液较多时,胸膜摩擦音可消失,但随着积液逐渐被吸收,胸膜摩擦音可再度出现。

注意事项

(1) 检查手法要规范,动作轻柔。
(2) 要注意与病人的交流,并观察病人的病情变化。

体检流程

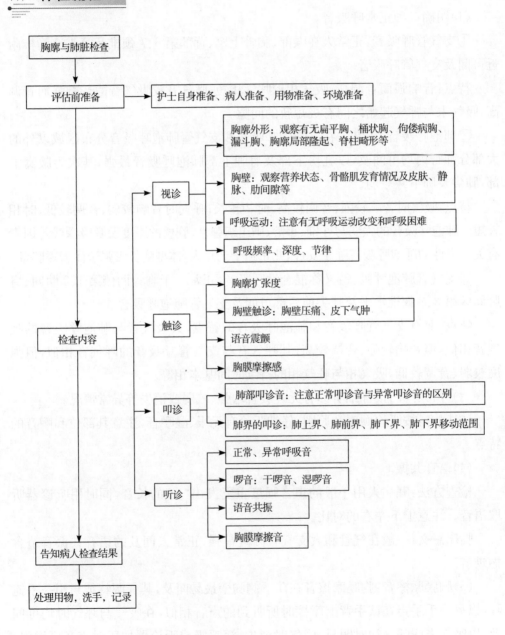

胸廓与肺脏检查质量考核标准

项目	项目内容及顺序	满分	扣分及说明	得分
评估	1.询问病人健康史(4分) 2.观察一般情况、意识状态等(2分) 3.病人心理状态及合作情况(2分) 4.环境及用物的评估(2分)	10		
准备质量标准	1.护士自身准备:衣帽整洁,仪表端庄,态度和蔼,洗手(2分) 2.用物准备:皮尺、直尺、秒表、听诊器等(3分) 3.病人准备:核对床号、姓名,解释目的、如何配合(3分) 4.环境准备:安静、温暖、光线适宜、关门窗、置屏风(2分)	10		
操作质量标准	1.病人取正确体位,嘱其平静呼吸(2分) 2.视诊: (1)胸廓外形:①护士从前、后、左、右对病人胸廓形态进行全面、详细的视诊检查(2分);②对比病人胸廓左右两侧,观察前后径与左右径比例及胸廓形状(2分) (2)胸壁:①胸部体表主要骨骼标志(2分);②营养状态(2分);③皮肤(2分);④静脉(1分);⑤肋间隙(1分);⑥皮下气肿(1分) (3)呼吸运动:①判断主要呼吸形式(2分);②测出呼吸频率(2分);③描述呼吸节律(2分) 3.触诊: (1)胸廓扩张度双手触诊方法(2分) (2)胸壁:由上至下,左右对比,按压胸壁,按压胸骨(评估胸壁压痛、皮下气肿)(2分) (3)语音震颤(2分) (4)胸膜摩擦感(2分) 4.叩诊:直接叩诊→间接叩诊 (1)直接叩诊:手指动作、方法和顺序(2分) (2)间接叩诊:手指动作、方法和顺序(2分) (3)肺下界移动范围叩诊(3分) 5.听诊: (1)听诊方法和顺序(4分) (2)肺部听诊五种主要音的名称:①正常呼吸音(2分);②异常呼吸音(2分);③啰音(2分);④语音共振(2分);⑤胸膜摩擦音(2分)	50		
终末质量标准	1.病人安置(2分) 2.检查顺序和方法正确(6分) 3.洗手、记录(2分)	10		
理论评价	干啰音、湿啰音的发生机制和临床意义(10分)	10		

续表

项目	项目内容及顺序	满分	扣分及说明	得分
总体评价	1. 爱伤观念(2分) 2. 职业防护意识(2分) 3. 检查方法熟练流畅(2分) 4. 护患沟通(2分) 5. 应变能力(2分)	10		
总分				

练习题

【选择题】

(一)单选题

1. 下列关于胸廓的叙述,正确的是( )
   A. 鸡胸见于肺结核　　B. 扁平胸见于佝偻病　　C. 桶状胸见于佝偻病
   D. 漏斗胸见于老年人　　E. 鸡胸见于佝偻病

2. 胸廓一侧膨隆多见于( )
   A. 胸腔积液　　B. 肺不张　　C. 肺纤维化
   D. 阻塞性肺气肿　　E. 胸膜粘连

3. 吸气时肋间隙回缩常见于( )
   A. 下呼吸道阻塞　　B. 上呼吸道阻塞　　C. 大量胸腔积液
   D. 气胸　　E. 肺气肿

4. 胸壁静脉曲张,血流方向自上向下,提示( )
   A. 上腔静脉阻塞　　B. 下腔静脉阻塞　　C. 腋静脉阻塞
   D. 门静脉阻塞　　E. 正常

5. "三凹症"产生的原因主要为( )
   A. 上呼吸道阻塞　　B. 下呼吸道阻塞　　C. 混合性呼吸道阻塞
   D. 弥漫性肺部病变　　E. 肺不张

6. Kussmaul 呼吸是指( )
   A. 呼吸浅快　　B. 深长呼吸　　C. 潮式呼吸
   D. 间停呼吸　　E. 叹息样呼吸

7. 胸膜摩擦感与心包摩擦感的鉴别要点为( )
   A. 有无心脏病史　　　　B. 有无肺脏疾病史
   C. 屏气时摩擦感是否消失　　D. 咳嗽时摩擦感是否消失
   E. 变动体位时摩擦感是否消失

8.肺泡呼吸音在胸廓最强的部位是（ ）

　　A.前胸上部　　　B.乳房下部　　　C.腋窝下部

　　D.胸骨上窝　　　E.肩胛间区

（二）多选题

9.佝偻病所致的胸廓改变有（ ）

　　A.扁平胸　　　　B.肋膈沟　　　　C.桶状胸

　　D.漏斗胸　　　　E.鸡胸

10.引起肺下界降低的原因有（ ）

　　A.阻塞性肺气肿　B.阻塞性肺不张　C.腹腔脏器下垂

　　D.腹腔积液　　　E.膈肌麻痹

【问答题】

1.简述佝偻病所致的胸廓改变及特点。

2.简述语音震颤异常的临床意义。

3.简述湿啰音的分类、听诊特点及临床意义。

实验七　乳房检查

>> **案例导入**

病人，女性，52岁。洗澡时发现左乳肿块1天。左侧乳房乳头下陷，内下象限处皮肤呈橘皮样，触及一包块，无压痛，与周围皮下组织粘连。

问题：该病人可能的诊断是什么？为其进行触诊时顺序是怎样的？

>> **学习目标**

(1)运用正确的检查方法和手法进行乳房检查。
(2)识别乳房正常和异常的体征，并能说出异常情况的临床意义。
(3)在护理实践中体现对病人的人文关怀。

>> **评估前准备**

病人准备、护士自身准备和环境准备参见"实验一"。
用物准备：皮尺、手消毒液、记录本、笔等。

>> **评估内容及步骤**

一、视诊

视诊内容包括：乳房两侧对称性；乳房皮肤有无红肿、下陷、溃疡、皮疹、瘢痕和色素沉着等；乳头大小、位置、两侧是否对称，有无回缩与分泌物；腋窝和锁骨上窝部位有无红肿、溃疡、瘢痕和肿块。

二、触诊

分为乳房、乳晕和乳头三部分。触诊乳房时，病人可取坐位或仰卧位。若取坐位，先两臂下垂，然后双臂高举过头或双手叉腰。若取仰卧位，需于受检侧肩下放一小枕抬高肩部，手臂置于枕后，使乳房能较对称地位于胸壁上，以方便检查。

1. 检查顺序

先健侧后患侧；均从外上象限开始检查。

单侧乳房检查顺序：①左乳房外上象限→左乳房外下象限→左乳房内下象限→左乳房内上象限→轻柔挤压乳头→触诊腋下及锁骨上淋巴结；②右乳房外上象限→右乳房外下象限→右乳房内下象限→右乳房内上象限→轻柔挤压乳头→触诊腋下及锁骨上淋巴结。

2. 检查手法

(1)乳房：护士将手指和手掌平置于乳房上，用指腹轻施压力，以旋转或来回滑动的方式进行触诊，一般以能触及肋骨但不引起疼痛为度。除检查乳房外，还应仔细触诊腋窝、锁骨上窝及颈部的淋巴结有无肿大或其他异常。

临床意义：正常乳房触诊有弹性，呈模糊的颗粒感和柔韧感，随不同年龄而有所区别。青年人乳房柔韧，质地均匀一致；老年人乳房多松弛，有结节感。月经期乳房小叶充血，触诊有紧绷感；妊娠期乳房增大饱满，有柔韧感；哺乳期呈结节感。触诊时注意乳房有无红、肿、热、痛和包块，触及乳房包块时应注意其部位、大小、外形、数目、硬度、有无压痛及活动度等。

(2)乳晕和乳头：用拇指和示指按压乳晕和乳头，观察有无硬结、弹性消失和分泌物。

>>> **注意事项**

(1)检查时应有良好的照明，病人取坐位或仰卧位，充分暴露双侧乳房，丰满或下垂乳房者宜取仰卧位检查。

(2)乳房检查最佳时间在月经来潮后第9～11天。

(3)由于乳房疾病常引起身体形象的变化，病人常有"自我形象紊乱"，容易产生焦虑的情绪反应，检查时注意病人的心理。

体检流程

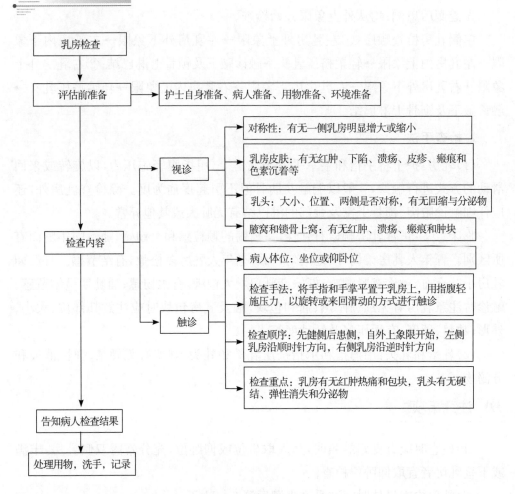

乳房检查质量考核标准

项目	项目内容及顺序	满分	扣分及说明	得分
评估	1.询问病人健康史(4分) 2.观察一般情况、意识状态等(2分) 3.病人心理状态及合作情况(2分) 4.环境及用物的评估(2分)	10		
准备质量标准	1.护士自身准备：衣帽整洁，仪表端庄，态度和蔼，洗手(2分) 2.用物准备：皮尺、手消毒液、记录本、笔等(3分) 3.病人准备：核对床号、姓名，解释目的、如何配合(3分) 4.环境准备：安静、温暖、光线适宜、关门窗、置屏风(2分)	10		

续表

项目	项目内容及顺序	满分	扣分及说明	得分
操作质量标准	1. 检查时间:月经正常的妇女最佳时间在月经来潮后第9～11天(7分) 2. 协助病人取正确体位(5分) 3. 视诊:乳房的外观 (1)对称性(2分) (2)位置(2分) (3)外形(2分) (4)乳房皮肤:有无红肿、下陷、溃疡、皮疹、瘢痕和色素沉着等(2分) (5)乳头:位置、大小、对称性,是否有倒置或内陷、异常分泌物(2分) (6)乳晕(2分) (7)腋窝和锁骨上窝:有无红肿、包块、溃疡、瘘管和瘢痕(2分) 4. 触诊: (1)护士应将示指、中指和无名指并拢,用指腹进行触诊(6分) (2)检查顺序:①健侧→患侧(4分);②单侧乳房检查顺序(3分);③注意乳房的硬度和弹性(2分)、压痛(2分)、包块(触及乳房包块时,应注意其部位、大小、外形、数目、硬度、有无压痛及活动度等)(7分)	50		
终末质量标准	1. 病人安置(2分) 2. 检查顺序和方法正确(6分) 3. 洗手、记录(2分)	10		
理论评价	操作目的、注意事项等(10分)	10		
总体评价	1. 爱伤观念(2分) 2. 职业防护意识(2分) 3. 检查方法熟练流畅(2分) 4. 护患沟通(2分) 5. 应变能力(2分)	10		
总分				

练习题

【选择题】

(一)单选题

1. 触诊乳房开始的部位是(　　)
   A. 内上象限　　　　B. 外上象限　　　　C. 内下象限
   D. 外下象限　　　　E. 乳头

2. 当乳房有病变时,在评估乳房后,还应常规评估(　　)
   A. 腹股沟淋巴结　　B. 颈部淋巴结　　　C. 左锁骨上窝淋巴结
   D. 腋窝淋巴结　　　E. 滑车上淋巴结

3. 乳头血性分泌物最常见于(　　)
   A. 乳癌　　　　　　B. 急性乳房炎　　　C. 乳腺导管内良性乳头状瘤
   D. 乳腺小叶增生　　E. 乳腺纤维瘤

4. 不符合乳腺癌特点的是(　　)
   A. 乳头回缩　　　　B. 皮肤呈橘皮样　　C. 局部皮肤红、肿、热、痛
   D. 单发的乳房肿块　E. 可有腋窝淋巴结肿大

5. 乳房红肿热痛、有硬结见于(　　)
   A. 急性乳腺炎　　　B. 乳腺囊性增生　　C. 乳腺纤维瘤
   D. 乳腺小叶增生　　E. 乳腺癌

6. 乳房单发肿块,质硬,无压痛,局部皮肤呈橘皮样见于(　　)
   A. 急性乳腺炎　　　B. 乳腺囊性增生　　C. 乳腺纤维瘤
   D. 乳腺小叶增生　　E. 乳腺癌

(二)多选题

7. 符合乳腺癌表现的是(　　)
   A. 肿块与皮下组织粘连　B. 常为多发　　　C. 局部皮肤呈橘皮样
   D. 压痛明显　　　　　　E. 乳头回缩

8. 急性乳腺炎的常见表现有(　　)
   A. 局部红肿　　　　B. 局限于一个象限　C. 无压痛
   D. 无明显压痛　　　E. 触及硬结

9. 触及乳房肿块时,应注意的内容包括(　　)
   A. 部位　　　　　　B. 大小　　　　　　C. 硬度
   D. 局部皮肤　　　　E. 弹性

【问答题】
1. 简述乳房的常见病变及特点。
2. 乳房触诊后,还应常规检查哪些部位？原因是什么？

实验八　心脏检查

案例导入

病人,男性,45 岁。夜间阵发性呼吸困难 6 个月。口唇轻度发绀,心尖区触及舒张期震颤,叩诊心界呈梨形,心尖区闻及低调、隆隆样舒张中晚杂音。

问题:心脏听诊的正确顺序是什么?该病人可能的诊断是什么?

学习目标

(1)运用正确的检查方法和手法检查心脏。
(2)识别病人心脏的正常和异常体征,并能说出异常情况的临床意义。
(3)在护理实践中体现对病人的人文关怀。

评估前准备

病人准备、护士自身准备和环境准备参见"实验一"。
用物准备:硬尺、秒表和听诊器。

评估内容及步骤

一、视诊

病人取仰卧位或坐位,充分暴露胸部。护士立于病人右侧,视线与病人胸廓同高(图 8-1)。观察病人心前区外形有无异常隆起或凹陷;观察心尖搏动的位置(正常者在左侧第 5 肋间锁骨中线内侧 0.5~1.0 cm,搏动范围直径为 2.0~2.5 cm),有无异常心尖搏动(移位、强度与范围变化);有无心前区其他部位的搏动。

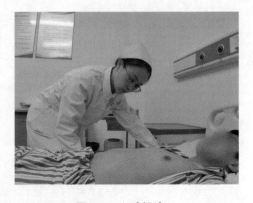

图 8-1　心脏视诊

二、触诊

通常先以右手全手掌或手掌尺侧置于心前区,触诊心尖搏动和震颤("猫喘样"的细微震动感)。再用并拢的示指和中指指腹进一步触摸,判断心尖搏动及心前区其他搏动的位置、强弱和范围,有无抬举样搏动等异常。最后以手掌在胸骨左缘第4肋间处触诊有无心包摩擦感(以收缩期、前倾坐位或深呼气末明显)(图 8-2)。

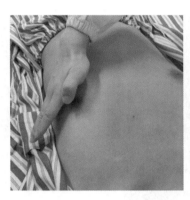 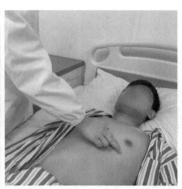

图 8-2 心脏触诊

三、叩诊

叩诊心界是指叩诊心脏相对浊音界,反映心脏的实际大小。

叩诊方法:病人取仰卧位或坐位。仰卧位时,护士的叩诊板指与肋间平行;坐位时,板指与肋间垂直。叩诊时,以轻叩为宜,力度适中,用力均匀。按照先叩左界、后叩右界、自下而上、由外向内的顺序进行。叩诊心左界时,从心尖搏动最强点外2~3 cm处(一般为第5肋间左锁骨中线稍外侧)开始,沿肋间由外向内叩诊,当叩诊音由清音变为浊音时,提示已达心脏边界,用笔作一标记,如此逐一肋间向上叩诊,直至第2肋间。叩诊心右界时,先沿右锁骨中线自上而下叩出肝上界,然后在其上一肋间(通常为第4肋间)开始,由外向内叩出浊音界,作一标记,再逐一肋间向上叩至第2肋间。用硬尺测量前正中线至各标记点的垂直距离,再测量左锁骨中线至前正中线的距离,以记录心脏相对浊音界的位置。

表 8-1 正常人心相对浊音界

右心界/cm	肋间	左心界/cm
2~3	Ⅱ	2~3
2~3	Ⅲ	3.5~4.5
3~4	Ⅳ	5~6
	Ⅴ	7~9

四、听诊

1. 顺序

按逆时针方向听诊五个心脏瓣膜听诊区(图 8-3)。具体顺序为:二尖瓣区(位于心尖搏动最强点,多位于第 5 肋间左锁骨中线稍内侧)→肺动脉瓣区(胸骨左缘第 2 肋间)→主动脉瓣区(胸骨右缘第 2 肋间)→主动脉瓣第二听诊区(胸骨左缘第 3、4 肋间)→三尖瓣区(胸骨左缘第 4、5 肋间)。

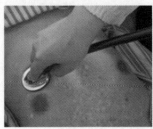 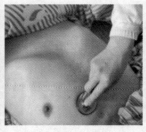 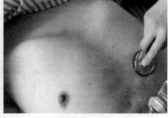

（a）二尖瓣听诊区　　（b）肺动脉瓣听诊区　　（c）主动脉瓣听诊区
　　　　　　　　　　　（胸骨左缘第2肋间）　　（胸骨右缘第2肋间）

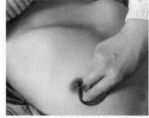 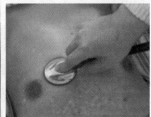

（d）主动脉瓣第二听诊区　　（e）三尖瓣听诊区

图 8-3　心脏视诊

2. 内容

听诊的内容包括心率(心动过缓、心动过速)、心律、心音、额外心音(舒张早期奔马律)、杂音(如果听到杂音,应认真辨别其最响的部位与传导方向、时期、性质、强度及体位、呼吸、运动的关系)和心包摩擦音(可在整个心前区闻及,胸骨左缘第 3、4 肋间最清楚,坐位前倾及呼气末更明显)。

▶ 注意事项

(1)检查环境应安静、舒适,具有私密性。
(2)检查前先洗手,护士手要温暖。
(3)如病人为卧位,护士应立于病人右侧。
(4)检查过程中,护士要态度和蔼,动作轻柔,注意病人的反应。

实验八 心脏检查

>>> 体检流程

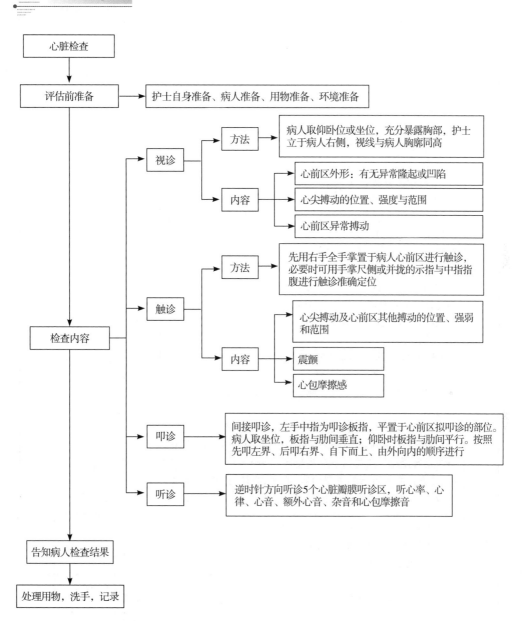

心脏检查技术操作质量考核标准

项目	项目内容及顺序	满分	扣分及说明	得分
评估	1. 询问病人健康史(4分) 2. 观察一般情况、意识状态等(2分) 3. 病人心理状态及合作情况(2分) 4. 环境及用物的评估(2分)	10		

续表

项目	项目内容及顺序	满分	扣分及说明	得分
准备质量标准	1.护士自身准备:衣帽整洁,仪表端庄,态度和蔼,洗手(2分) 2.用物准备:硬尺、秒表和听诊器(3分) 3.病人准备:核对床号、姓名,解释目的、如何配合(3分) 4.环境准备:安静、温暖、光线适宜、关门窗、置屏风(2分)	10		
操作质量标准	1.协助病人取正确体位(3分) 2.视诊: (1)心脏视诊方法(2分) (2)观察三个主要内容:①心前区外形:有无异常隆起或凹陷(2分);②心尖搏动的位置、强度与范围(2分);③心前区异常搏动(3分) 3.触诊: (1)触诊手法正确(4分) (2)在心尖搏动区(可用单一示指指腹)确认心尖搏动,并描述搏动所在体表的位置(2分) (3)触诊震颤、心包摩擦感(2分) 4.叩诊: (1)叩诊手法、姿势正确(3分) (2)心脏叩诊顺序正确(3分) (3)叩出正常心浊音界,并在胸廓体表量出心浊音界(6分) 5.听诊: (1)将听诊器听件正确放置于心脏瓣膜各听诊区(6分) (2)听诊顺序正确:二尖瓣区→肺动脉瓣区→主动脉瓣区→主动脉瓣第二听诊区→三尖瓣区(2分) (3)能表达心脏听诊的主要内容:心率、心律、正常心音、心音改变、心脏杂音、心包摩擦音等(10分)	50		
终末质量标准	1.病人安置(2分) 2.检查顺序和方法正确(6分) 3.洗手、记录(2分)	10		
理论评价	操作目的、注意事项等(10分)	10		
总体评价	1.爱伤观念(2分) 2.职业防护意识(2分) 3.检查方法熟练流畅(2分) 4.护患沟通(2分) 5.应变能力(2分)	10		
总分				

练习题

【选择题】

(一)单选题

1. 下列关于心尖搏动的描述,正确的是(　　)
   A. 搏动范围以直径计算为 1.0～1.5 cm
   B. 可位于第 5 肋间左锁骨中线内 0.5～1.0 cm 处
   C. 可位于第 4 肋间隙
   D. 可位于第 6 肋间隙
   E. 体位、体型对心尖搏动位置有影响

2. 下列哪项不是心包摩擦感的特征(　　)
   A. 胸骨左缘第 3、4 肋间处最易触及
   B. 收缩期明显
   C. 右侧卧位明显
   D. 深呼气末更清楚
   E. 前倾体位更为明显

3. 下列关于心包摩擦感的描述,错误的是(　　)
   A. 为心脏收缩时脏层与壁层心包相互摩擦而产生
   B. 随着渗液的增多,心包脏层与壁层分离时摩擦感消失
   C. 多在心前区或胸骨左缘第 3、4 肋间触及
   D. 以收缩期、前倾体位更为明显
   E. 以吸气末更为清楚

4. 左心房和肺动脉段增大,心腰部饱满或膨出可见于(　　)
   A. 主动脉瓣关闭不全　　B. 二尖瓣狭窄　　　　C. 二尖瓣关闭不全
   D. 心包积液　　　　　　E. 房间隔缺损

5. 心包积液的心浊音界特征为(　　)
   A. 心浊音界向左下增大
   B. 心浊音界向右增大
   C. 梨形心
   D. 心界向两侧增大,并随体位而改变
   E. 以上均不是

6. 下列关于瓣膜听诊区的叙述,错误的是(　　)
   A. 二尖瓣听诊区在心尖部
   B. 主动脉瓣听诊区在胸骨右缘第 3、4 肋间

C. 肺动脉瓣听诊区在胸骨左缘第 2 肋间

D. 三尖瓣听诊区在胸骨下端左缘,即胸骨左缘第 4、5 肋间

E. 主动脉瓣第二听诊区在胸骨左缘第 3 肋间

7. 下列关于心房颤动特点的叙述,错误的是（　　）

　　A. 心律绝对不规则

　　B. 第一心音强弱不等

　　C. 脉率大于心率

　　D. 心房颤动可见于二尖瓣狭窄

　　E. 心房颤动可见于高血压病、冠心病

8. 下列关于心脏杂音的描述,错误的是（　　）

　　A. 杂音最响的部位常与病变部位有关

　　B. 二尖瓣关闭不全的杂音向左腋下传导

　　C. 主动脉瓣狭窄的杂音向胸骨下方传导

　　D. 二尖瓣狭窄的隆隆样杂音局限于心尖区

　　E. 心动周期不同时期的杂音反映不同的病变

（二）多选题

9. 心脏杂音产生的机制有（　　）

　　A. 血流加速　　　　B. 瓣膜口狭窄　　　　C. 瓣膜关闭不全

　　D. 异常血流通道　　E. 心脏异常结构

10. 心包积液时可出现（　　）

　　A. 颈静脉怒张　　　B. 脉压减小　　　　　C. 奇脉

　　D. 肝肿大　　　　　E. 肝颈静脉回流征阳性

【问答题】

1. 杂音产生的机制有哪些?

2. 二尖瓣狭窄时可出现哪些体征?

3. 简述收缩期杂音的临床意义。

实验九　腹部检查

>>> **案例导入**

病人,男性,35岁,公关部经理,晚餐时进食偏多,饮半斤白酒,饭后1小时出现中上腹痛,持续伴阵发性加剧,感恶心,呕吐胃内容物4次,约300 ml,伴腹胀,经检查考虑为"急性胰腺炎"。

问题:对该病人进行腹部检查时,可能会有哪些异常体征?

>>> **学习目标**

(1)运用正确的检查方法和手法进行腹部检查。
(2)识别病人腹部的正常和异常体征,并能说出异常情况的临床意义。
(3)在护理实践中体现对病人的人文关怀。

>>> **评估前准备**

病人准备、护士自身准备和环境准备参见"实验一"。
用物准备:皮尺、秒表和听诊器。

>>> **评估内容及步骤**

检查腹部时,因叩诊与触诊均须向腹部施加一定的压力,会刺激肠蠕动而影响听诊结果,所以按照视诊、听诊、叩诊和触诊的顺序进行检查。

一、视诊

视诊方法:嘱病人排空膀胱,以免充盈的膀胱使下腹微隆而干扰视诊。病人取仰卧位,双手置于身体两侧,充分暴露腹部,上自剑突,下至耻骨联合,注意遮盖其他部位。检查时,光线应充足适宜,以自然光线为佳。护士站于病人右侧,按一定顺序自上而下进行全面视诊。当观察腹部体表细小隆起、蠕动波和搏动时,护士应将视线降低至腹平面,从侧面呈切线方向加以观察。

腹部视诊的主要内容如下。

1. 腹部外形

观察腹部外形是否对称、有无隆起或凹陷,有腹水或腹部包块时,应测量腹围大小。

(1)腹部膨隆:仰卧时,前腹壁明显高于肋缘至耻骨联合所在的平面,外观呈凸起状,称为腹部膨隆。根据膨隆范围分为全腹膨隆和局部膨隆。

①全腹膨隆:主要见于腹腔积液、腹膜炎症或肿瘤浸润时、腹内积气、腹巨大肿块等。为观察全腹膨隆的程度及其变化,需定期在同等条件下测量腹围,以资比较。测量时,嘱病人排尿后平卧,用软尺在脐水平绕腹一周,测得的周长为脐周腹围,简称腹围,也可经腹部最膨隆处绕腹一周,测得的周长为最大腹围,腹围通常以厘米为单位(图9-1)。

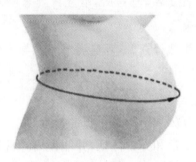

图9-1　腹围测量示意图

②局部膨隆:局部膨隆常因脏器肿大、腹内肿瘤、炎性包块、腹壁上的肿块和疝等所致。视诊时,应注意膨隆的部位、外形、是否随呼吸或体位改变而移动、有无搏动等。脏器肿大一般在该脏器所在的部位,并保持该脏器的外形特征。有时局部隆起是由于腹壁上的肿块(如皮下脂肪瘤、结核性脓肿等)而非腹腔内疾病。其鉴别方法是嘱病人取仰卧位,双手托于枕部,做起坐动作,使腹壁肌肉紧张。若肿块位于腹壁上,腹壁肌肉收缩时,肿块被紧张的腹肌托起,会变得更为明显;若肿块位于腹腔内,腹壁肌肉收缩时,肿块被收缩变硬的腹肌所掩盖,反而不明显或消失。

(2)腹部凹陷:仰卧时,前腹壁明显低于肋缘至耻骨联合的平面,称为腹部凹陷,可分为全腹凹陷和局部凹陷。

①全腹凹陷:见于消瘦与脱水者。严重时前腹壁凹陷几乎贴近脊柱,肋弓、髂嵴和耻骨联合显露,全腹外形呈舟状,称为舟状腹。见于恶性肿瘤、结核等慢性消耗性疾病所致的恶病质,也可见于糖尿病、严重的甲状腺功能亢进症、神经性畏食等。

②局部凹陷:较少见,多因腹壁手术或外伤后瘢痕收缩引起,病人站立或增加

腹压时,凹陷更加明显。

2. 呼吸运动

正常人呼吸时腹壁上下起伏,吸气时上抬,呼气时下陷,此即腹式呼吸运动。成人男性及儿童以腹式呼吸为主,成年女性则以胸式呼吸为主。注意腹式呼吸运动有无增强、减弱或消失。

3. 腹壁静脉

正常人腹壁静脉一般不显露,较瘦或皮肤白皙者隐约可见。皮肤较薄而松弛者可见腹壁静脉显著,多呈较直的条纹,但不迂曲,属于正常。腹壁静脉明显可见或迂曲变粗,称为腹壁静脉曲张,常见于门静脉高压或上、下腔静脉回流受阻伴有侧支循环形成时。为判断其可能的原因,需确定曲张静脉的血流方向。

检查方法:选择一段无分支的腹壁静脉,护士用右手示指和中指并拢压在该段静脉上,然后用一手指紧压并向外移动,挤出静脉内的血液,至一定距离时放松该手指,另一手指仍紧压不动,观察挤空的静脉是否快速充盈,若快速充盈,则血流方向是从放松手指端流向紧压的手指端;再用同样的方法放松另一手指,观察血流的方向。

临床意义:正常时,脐水平线以上的腹壁静脉血流自下而上经胸壁静脉和腋静脉流入上腔静脉;脐水平线以下的腹壁静脉血流自上而下经大隐静脉流入下腔静脉。门静脉高压时,腹壁静脉血流方向是以脐为中心呈放射状;上腔静脉梗阻时,腹壁和胸壁的静脉血流方向向下;下腔静脉梗阻时,腹壁静脉血流向上。

4. 胃肠型和蠕动波

检查方法:观察蠕动波时,从侧面呈切线方向更易发现,也可用手轻拍腹壁诱发后观察。

临床意义:除腹壁薄或松弛的老年人和极度消瘦者外,正常人腹部一般看不到胃肠型和蠕动波。胃肠道梗阻时,可见胃型或肠型、胃肠蠕动波。肠梗阻时,可见肠蠕动波;肠麻痹时,蠕动波消失。

5. 腹壁的其他情况

正常人腹部皮肤颜色较暴露部位稍淡,肥胖或经产女性下腹部可见白色条纹,但无皮疹、疝等。

(1)皮疹:腹部皮疹常见于某些传染病和药物过敏。一侧腹部或腰部沿脊神经走行分布的疱疹提示为带状疱疹。

(2)皮肤颜色改变:腹股沟及系腰带部位等皮肤皱褶处褐色素沉着见于肾上腺皮质功能减退。左腰部皮肤呈蓝色,为血液自腹膜后间隙渗到侧腹壁的皮下所致Grey-Turner征,见于急性出血性胰腺炎。脐周或下腹壁呈蓝色为腹腔大出血的体征Cullen征,见于宫外孕破裂或急性出血性胰腺炎。

(3)腹纹:多分布于下腹部和左、右下腹部。

(4)疝:脐疝多见于婴幼儿或成人大量腹腔积液者;股疝位于腹股沟韧带中部,多见于女性;腹股沟疝偏于内侧,男性可下降至阴囊,于直立位或咳嗽用力时明显,卧位时可缩小或消失;此外,手术瘢痕愈合不良处可能有切口疝。

二、听诊

应全面听诊腹部各区,尤其注意上腹部、脐部和右下腹。腹部听诊的主要内容如下。

1. 肠鸣音

听诊方法:可在全腹任何部位进行,但以脐部最清楚。听诊时注意其频率、强度和音调,为准确评估肠鸣音的次数和性质,应在固定部位听诊至少1分钟,如未闻及肠鸣音,则应延续至闻及肠鸣音为止或听诊至少5分钟。

临床意义:正常肠鸣音每分钟4~5次,其频率、强度和音调变异较大,餐后频繁而明显,休息时稀疏而微弱,只有靠护士的经验来判断是否正常。临床上肠鸣音异常分为肠鸣音活跃、肠鸣音亢进、肠鸣音减弱和肠鸣音消失。

2. 振水音

听诊方法:病人取仰卧位,护士一耳凑近病人上腹部或将听诊器体件放于此处,然后用稍弯曲的手指以冲击触诊法连续迅速冲击病人上腹部,若听到胃内液体与气体相撞击的"咣啷"声,即为振水音。也可用双手左右摇晃病人上腹部以闻及振水音。

临床意义:正常人餐后或饮入大量液体时,可出现振水音。清晨空腹或餐后6~8小时或以上仍能听到振水音,提示胃内有较多液体潴留,见于幽门梗阻和胃扩张等。

3. 血管杂音

正常人腹部无血管杂音。血管杂音可分为动脉性血管杂音和静脉性血管杂音。

(1)动脉性血管杂音:腹中部呈喷射性的收缩期血管杂音,常提示腹主动脉瘤或腹主动脉狭窄。左、右上腹部听到收缩期杂音,常提示肾动脉狭窄,可见于年轻的高血压病人。下腹两侧的血管杂音,应考虑为髂动脉狭窄。

(2)静脉性血管杂音:为连续的嗡鸣声,无收缩期与舒张期性质。常出现在脐周或上腹部,尤其是腹壁静脉曲张严重处,提示门静脉高压有侧支循环形成。

三、叩诊

直接叩诊法和间接叩诊法均可,多采用间接叩诊法。

1. 腹部叩诊

叩诊方法:一般从左下腹开始沿逆时针方向至右下腹,再至脐部,借此可获得腹部叩诊音的总体印象。

临床意义:正常情况下,除肝脏、脾脏、增大的膀胱和子宫所占据的部位及两侧腹部近腰肌处为浊音或实音外,其余部位均为鼓音。鼓音范围明显增大见于胃肠高度胀气、胃肠穿孔所致气腹或人工气腹。鼓音范围缩小见于肝、脾或其他实质性脏器极度肿大、腹腔内大量积液或肿瘤时,病变部位叩诊可呈浊音或实音。

2. 肝脏叩诊

(1)肝上、下界叩诊。

叩诊方法:采用间接叩诊法叩诊肝上界和肝下界。嘱病人平静呼吸,护士先沿右锁骨中线由肺清音区向下叩诊,叩至清音转为浊音时,即为肝上界。然后由腹部鼓音区沿右锁骨中线向上叩,由鼓音转为浊音时,即为肝下界。由于肝下界与胃、结肠等重叠,很难叩准,故常采用触诊确定。

临床意义:肝上、下界与体型有一定关系。

①正常情况:匀称体型者的肝上界位于右锁骨中线第5肋间,下界位于右季肋下缘;瘦长体型者的肝上、下界均可低一个肋间;矮胖体型者的肝上、下界则可高一个肋间。肝上、下界之间的距离称为肝浊音区上下径,一般为9~11 cm。由于肝脏下缘薄,且与肠道重叠,因此,叩得的肝下界比真实的肝下界高1~2 cm。

②异常情况:肝浊音界上移见于右肺纤维化、右下肺不张、右肺切除术后、腹部巨大肿物、大量腹腔积液及气腹鼓肠等。肝浊音界下移见于肺气肿、右侧张力性气胸等。肝浊音界扩大见于肝癌、肝脓肿、病毒性肝炎、肝淤血及多囊肝等。肝浊音界缩小见于肝硬化、急性或亚急性重型肝炎和胃肠胀气等。肝浊音界消失代之以鼓音,为肝表面覆有气体所致,见于急性胃肠穿孔。

(2)肝区叩击痛。

叩诊方法:采用捶叩法叩击病人肋肝区,检查有无肝区叩击痛。

临床意义:正常人肝区无叩击痛。叩击痛阳性见于肝炎、肝脓肿、肝癌、肝淤血等。

3. 肋脊角叩击痛

叩诊方法:病人取坐位或侧卧位,护士左手掌平置于病人肋脊角处(肾区),右手握拳以由轻到中等的力量叩击左手背。

临床意义：正常人肋脊角处无叩击痛。肋脊角叩击痛阳性常见于肾炎、肾盂肾炎、肾结石、肾结核及肾周围炎等肾脏病变。

4. 膀胱叩诊

叩诊方法：于耻骨联合上方叩诊，以判断膀胱充盈的程度。膀胱空虚时，因小肠位于耻骨上方遮盖膀胱，故叩诊呈鼓音，叩不出膀胱的轮廓。当膀胱内有尿液充盈时，耻骨上方叩诊呈圆形浊音区。排尿或导尿后再叩，若耻骨联合上方的浊音区转为鼓音，提示为尿潴留所致的膀胱增大。

5. 移动性浊音叩诊

移动性浊音检查是发现腹腔内有无积液的重要方法。

叩诊方法：检查时，病人取仰卧位，先从脐部开始，向左侧叩诊，直达左中腹边缘，如叩诊变为浊音，叩诊板指位置固定（不离开皮肤），嘱病人取右侧卧位，重新叩诊该处，听取音调有无变化。然后向右侧移动叩诊，直达浊音区或右中腹边缘，叩诊板指位置固定，嘱病人向左侧翻身作左侧卧位，再次叩诊，听取音调的变化（图 9-2）。

临床意义：正常人无移动性浊音。若出现移动性浊音，提示腹腔内游离腹水在 1000 ml 以上。

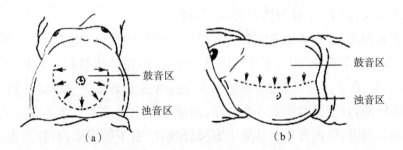

图 9-2　移动性浊音检查法示意图

四、触诊

触诊方法：病人取仰卧位，头垫低枕，双手自然置于身体两侧，双腿屈起并稍分开，以放松腹肌。训练病人做均匀而较深的腹式呼吸，利用呼吸运动进行触诊。触诊过程中，注意观察病人的反应和表情。护士立于病人右侧，面对病人，前臂与病人腹平面在同一水平。一般自左下腹开始沿逆时针方向至右下腹，再至脐部，依次检查腹部各区。有明确病变者，应先触诊健康部位，再逐渐移向病变区域，以免造成病人错误的感受。先全腹触诊，后脏器触诊。全腹触诊时，先浅触诊，后深触诊。

浅触诊时,用手指掌面轻触腹壁,使腹壁压陷 1 cm,用于发现腹壁的紧张度、浅表的压痛、包块、搏动和腹壁上的肿物,如皮下脂肪瘤、结节等;深触诊时,使腹壁压陷 2 cm 以上,甚至达 5 cm,主要包括深压触诊、滑动触诊和双手触诊。深压触诊用以探测腹腔深部病变的压痛和反跳痛。滑动触诊是指在被触及的脏器或肿块上作上下、左右的滑动触摸,以探知脏器或肿块的形态与大小。双手触诊常用于肝、脾、肾和腹腔内肿块的检查。

腹部触诊的主要内容如下。

1. 腹壁紧张度

正常人腹壁有一定张力,因年龄、性别和职业而异,一般触之柔软,较易压陷,称为腹壁柔软。

(1)腹壁紧张度增加:根据范围可将腹壁紧张分为全腹壁紧张度增加和局部腹壁紧张度增加。

①全腹壁紧张度增加:腹肌痉挛引起的全腹壁紧张度增加多见于急性胃肠道穿孔或脏器破裂所致的急性弥漫性腹膜炎,其特点为腹壁明显紧张,触之硬如木板,称为板状腹;结核性腹膜炎、癌性腹膜炎及其他慢性病变等对腹壁刺激缓和,且有腹膜增厚和肠管、肠系膜粘连,故触诊时感到腹壁柔韧而具有抵抗力,不易压陷,称为揉面感或柔韧感。

②局部腹壁紧张度增加:多为脏器炎症累及腹膜所致,如急性阑尾炎出现右下腹壁紧张,急性胆囊炎出现右上腹壁紧张等。

(2)腹壁紧张度减弱:全腹壁紧张度减弱,见于慢性消耗性疾病、大量放腹腔积液后、严重脱水或年老体弱者;局部腹壁紧张度减弱,见于局部的腹肌瘫痪或缺陷,如腹壁疝。

2. 压痛与反跳痛

正常腹部触摸时不引起疼痛,深压时仅有一种压迫感。

(1)压痛:多见于腹部炎症、肿瘤、脏器淤血、破裂、扭转等病变。压痛的部位常为病变所在部位,如右上腹压痛多见于肝胆疾病,左上腹压痛多见于胃部疾病,右下腹压痛多见于盲肠、阑尾、女性右侧卵巢以及男性右侧精索病变等。局限于一点的压痛称为压痛点,一些位置较固定的压痛点常反映特定的疾病,如位于右锁骨中线与肋缘交界处的胆囊点压痛为胆囊病变的标志,位于脐与右髂前上棘连线中、外 1/3 交界处的麦氏点(McBurney 点)压痛为阑尾病变的标志(图 9-3)。

(2)反跳痛:触诊腹部出现压痛后,压于原处稍停片刻,待压痛感觉趋于稳定后,迅速将手抬起,若病人感觉疼痛骤然加重,并伴有痛苦表情或呻吟,称为反跳痛。反跳痛是腹膜壁层受炎症累及的征象,见于急、慢性腹膜炎。腹膜炎病人腹肌紧张、压痛常与反跳痛并存,称为腹膜刺激征,也称腹膜炎三联征。

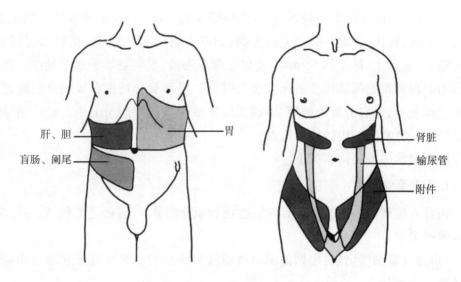

图 9-3 腹部常见疾病的压痛部位

3. 肝脏触诊

保持腹壁放松,嘱病人做深而均匀的腹式呼吸。

触诊方法:可用单手或双手触诊法,单手触诊法较为常用。护士将右手平放于右锁骨中线上肝下缘的下方,四指并拢,掌指关节伸直,示指前端的桡侧与肋缘平行,或示指与中指的指端指向肋缘,紧密配合病人的呼吸运动进行触诊。病人深呼气时,腹壁松弛下陷,指端随之压向深部;深吸气时,腹壁隆起,手指缓慢抬起,指端朝肋缘向上迎触随膈肌下移的肝缘。如此反复,自下而上逐渐触向肋缘,直到触及肝缘或肋缘为止。以同样的方法于前正中线上触诊肝左叶。双手触诊时,护士右手的位置同单手法,左手手掌置于病人右腰部,将肝脏向上托起,拇指张开置于右季肋部,限制右下胸扩张,以增加膈肌下移的幅度,使吸气时下移的肝脏更易被触及(图 9-4)。

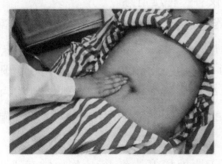 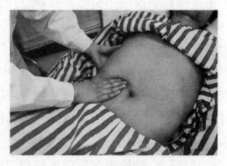

(a)单手触诊法　　　　　　　　　(b)双手触诊法

图 9-4 腹部触诊

触及肝脏时,应注意其大小、质地、边缘与表面状态、有无压痛等。

(1)大小:正常人在右锁骨中线肋缘下一般触不到肝脏,少数可触及,但其下缘在深吸气末肋下不超过 1 cm,剑突下不超过 3 cm。超出上述标准,且肝上界正常或升高,提示肝大。弥漫性肝大多见于肝炎、肝淤血、脂肪肝、白血病、血吸虫病等;局限性肝大多见于肝脓肿、肝肿瘤及肝囊肿等。肝脏缩小见于急性和亚急性重型肝炎、门脉性肝硬化晚期等。

(2)质地:一般将肝脏质地分为质软、质韧和质硬三级。正常肝脏质软,如触口唇;质韧者,如触鼻尖,见于慢性肝炎及肝淤血,急性肝炎及脂肪肝质地稍韧;肝硬化质硬,肝癌质地最坚硬,如触前额。肝脓肿或囊肿有液体时呈囊性感,大而表浅者可能触到波动感。

(3)边缘与表面状态:正常肝脏表面光滑、边缘整齐、厚薄一致。肝脏边缘钝圆,见于肝淤血和脂肪肝;肝脏表面高低不平,呈大结节状,边缘厚薄不一,见于肝癌;肝脏表面呈不均匀的结节状,边缘锐薄不整齐,见于肝硬化。

(4)压痛:正常肝脏无压痛。肝炎或肝淤血时,可因肝包膜有炎症反应或受到牵拉而有压痛,叩击时可有叩击痛。

肝-颈静脉回流征(hepatojugular reflux sign):当右心衰竭引起肝淤血肿大时,用手压迫肿大的肝脏,使回心血流量增加,已充血的右心房不能接受回心血液而使颈静脉压上升,表现为颈静脉怒张更明显,称为肝-颈静脉回流征阳性。

4. 脾脏触诊

触诊方法:可用单手或双手触诊法。单手触诊时,病人取平卧位,手法同肝脏触诊。双手触诊时,病人取仰卧位,屈膝屈髋,护士左手绕过病人腹部前方,将手掌置于其左胸下部第 9~11 肋处,将脾脏由后向前托起,右手掌平置于脐部,与肋弓大致成垂直方向,如同肝脏触诊,配合呼吸,迎触脾脏,直至触及脾缘或左肋缘为止。明显脾大且位置较为表浅时,单手触诊即可查到;轻度脾大、位置较深时,可嘱病人取右侧卧位,双下肢屈曲,此时用双手触诊则容易触及(图 9-5)。

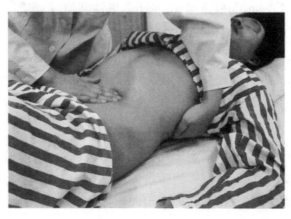

图 9-5 脾脏触诊

临床意义：正常脾脏位于左季肋区，相当于第9~11肋的深面，肋缘下不能触及。内脏下垂、左侧胸腔积液或积气等致膈肌下降时，脾脏可随之向下移位，此时，深吸气时可在肋缘下触及脾脏边缘。除上述原因外，触及脾脏则提示脾大至正常2倍以上。触及脾脏后，应进一步判断其大小、质地、表面情况及有无压痛等。

临床上多采用第Ⅰ线测量、第Ⅱ线测量和第Ⅲ线测量描述脾脏的大小，以厘米为单位。第Ⅰ线测量（又称甲乙线），指左锁骨中线与左肋缘交点至脾下缘的距离，轻度脾大时，只作第Ⅰ线测量。第Ⅱ线测量（又称甲丙线），指左锁骨中线与左肋缘交点至脾脏最远点（脾尖）的距离。第Ⅲ线测量（又称丁戊线），指脾右缘至前正中线的最大距离，若高度脾大向右超过前正中线，以"＋"表示；若未超过前正中线，则以"－"表示（图9-6）。

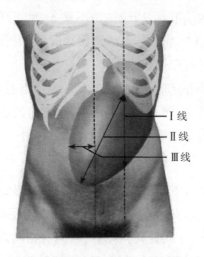

图9-6 脾脏肿大测量法示意图

临床上根据脾下缘至肋下缘的距离，将脾大分为轻、中、高三度。深吸气末，脾缘在肋下不超过3 cm，为轻度脾大，见于急慢性肝炎、伤寒等，质地多较柔软；深吸气末，脾缘超过肋下3 cm，但在脐水平线以上者，为中度脾大，见于肝硬化、慢性淋巴细胞白血病、淋巴瘤等，质地一般较硬；深吸气末，脾缘超过脐水平线或向右超过前正中线，为高度脾大，即巨脾，表面光滑者多见于慢性粒细胞白血病、慢性疟疾等，表面不平而有结节者多见于淋巴瘤或恶性组织细胞病等。

5. 胆囊触诊

触诊方法：护士将左手掌平置于病人的右肋缘部位，以拇指指腹勾压于右肋缘与腹直肌外缘交界处（胆囊点），然后嘱病人缓慢深吸气，吸气过程中，有炎症的胆囊下移碰到用力按压的拇指时，即可引起疼痛，此为胆囊触痛。若因剧烈疼痛而致吸气中止，称为Murphy征阳性，常见于胆囊病变（图9-7）。若胆囊肿大，应描述其大小、形状、质地、压痛与呼吸关系等特征。

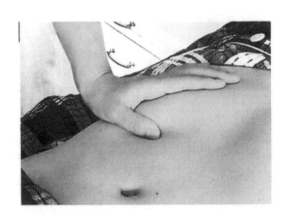

图 9-7　Murphy 征检查法

6. 膀胱触诊

触诊方法：多采用单手滑动触诊法。病人仰卧，双下肢屈曲，护士以右手自脐开始向耻骨联合方向触摸。

临床意义：正常膀胱空虚时隐于盆腔内，不易触及。当膀胱因过多尿液积聚，充盈胀大，超出耻骨联合上缘时，方可在下腹部触及。增大的膀胱呈扁圆形或圆形，触之有囊性感，不能用手推动，按压时病人感到憋胀，有尿意。极度充盈时，触之质硬，但光滑。膀胱胀大常见于尿路梗阻、脊髓病，也可见于昏迷、腰椎或骶椎麻醉后、手术后局部疼痛病人。

▶▶▶ 注意事项

(1) 检查手法要正确，动作轻柔。

(2) 注意与病人的沟通，同时观察病人的面部表情。

(3) 冬天要注意保暖。

健康评估实训指导

体检流程

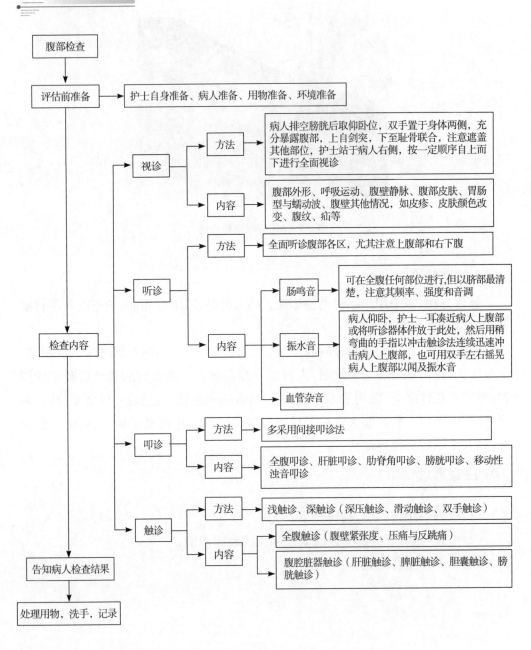

实验九 腹部检查

腹部检查技术操作质量考核标准

项目	项目内容及顺序	满分	扣分及说明	得分
评估	1. 询问病人健康史(4分) 2. 观察一般情况、意识状态等(2分) 3. 病人心理状态及合作情况(2分) 4. 环境及用物的评估(2分)	10		
准备质量标准	1. 护士自身准备：衣帽整洁,仪表端庄,态度和蔼,洗手(2分) 2. 用物准备：皮尺、秒表和听诊器(3分) 3. 病人准备：核对床号、姓名,解释目的、如何配合(3分) 4. 环境准备：安静、温暖、光线适宜、关门窗、置屏风(2分)	10		
操作质量标准	1. 核对病人(2分) 2. 解释目的,嘱其做好配合(2分) 3. 按顺序对腹部进行评估： (1)体位(4分) (2)视诊内容有腹部外形、呼吸运动、腹壁静脉是否曲张、有无胃肠型和蠕动波(6分) (3)腹部听诊：肠鸣音、振水音(6分) (4)腹部触诊：①正确检查腹部有无腹壁紧张度(4分)；②正确检查腹部有无压痛与反跳痛、胆囊点、阑尾点(6分)；③肝脏、胆囊(2分)；④脾脏(2分)；⑤膀胱(2分)(边检查边口述腹部触诊的注意点) (5)叩诊：腹部的叩诊音、肝界的确定、肝区及胆囊叩击痛、腹水的叩诊、肋脊角叩击痛、膀胱叩诊(8分) 4. 安置病人,整理用物(4分) 5. 记录(2分)	50		
终末质量标准	1. 病人安置(2分) 2. 用物处置(3分) 3. 检查手法、顺序正确(3分) 4. 洗手、记录(2分)	10		
理论评价	肝脏触诊的注意点,何谓移动性浊音及其临床意义(10分)	10		
总体评价	1. 爱伤观念(2分) 2. 职业防护意识(2分) 3. 检查方法熟练流畅(2分) 4. 护患沟通(2分) 5. 应变能力(2分)	10		
总分				

练习题

【选择题】

(一)单选题

1. 下列不属于腹部体表标志的是( )
   A. 剑突　　　　　　　　B. 腹上角　　　　　　　　C. 腹中线
   D. 腋前线　　　　　　　E. 腹直肌外缘

2. 下列关于蠕动波的描述,错误的是( )
   A. 胃梗阻时可见胃蠕动波　　　　B. 肠梗阻时可见肠蠕动波
   C. 胃蠕动波从左向右　　　　　　D. 胃蠕动波不能从右向左
   E. 极度消瘦者可以见到

3. 板状腹常见于( )
   A. 胃溃疡大出血　　　　B. 急性肠穿孔　　　　　C. 肠梗阻
   D. 结核性腹膜炎　　　　E. 癌性腹膜炎

4. 触诊肝脏质韧时,触之如( )
   A. 口唇　　　　　　　　B. 面颊　　　　　　　　C. 鼻尖
   D. 前额　　　　　　　　E. 头顶

5. 肝浊音界缩小见于( )
   A. 肝硬化　　　　　　　B. 急性或亚急性重型肝炎　　　　C. 肝癌
   D. 胃胀气　　　　　　　E. 肠胀气

6. 可出现移动性浊音的最少腹水量为( )
   A. 500 ml　　　　　　　B. 600 ml　　　　　　　C. 800 ml
   D. 1000 ml　　　　　　 E. 1500 ml

7. 充盈的膀胱与卵巢囊肿最有鉴别意义的体征是( )
   A. 囊性感与实体感　　　B. 有无移动性浊音　　　C. 触诊形态
   D. 按之有尿意　　　　　E. 排尿或导尿后肿块体积变化

8. 腹膜炎三联征为( )
   A. 腹痛、腹肌紧张、压痛　　　　　B. 腹痛、腹肌紧张、反跳痛
   C. 腹痛、压痛、反跳痛　　　　　　D. 腹肌紧张、压痛、反跳痛
   E. 腹痛、腹肌紧张、腹水

(二)多选题

9. 腹壁静脉曲张见于( )
   A. 上腔静脉阻塞　　　　B. 下腔静脉阻塞　　　　C. 皮肤白皙的人
   D. 腹腔巨大肿物　　　　E. 门静脉高压

10. 脾大可见于（　　）

　　A. 慢性肝炎　　　B. 伤寒　　　　　C. 急性疟疾

　　D. 淋巴瘤　　　　E. 肝硬化

【问答题】

　　1. 触及肝脏时，应详细描述哪些内容？

　　2. 简述腹部常见的压痛点及其临床意义。

实验十　肛门与直肠检查

>>> **案例导入**

病人,男性,40岁,公务员。便秘多年,于一天前发现便后少许出血,颜色鲜红,呈点滴状,感觉肛门部有肉赘脱出。经检查诊断为混合痔。

问题:肛门与直肠检查包括哪些内容?应如何进行检查?

>>> **学习目标**

(1)能够运用正确的方法和手法进行肛门、直肠检查,根据检查所见,能够识别其正常和异常体征的临床意义。

(2)正确识别距肛缘7~10 cm的肛门、直肠有无病变和病变的性质。

(3)在护理实践中体现对病人的人文关怀。

>>> **评估前准备**

病人准备、护士自身准备和环境准备参见"实验一"。

用物准备:无菌手套一双和润滑剂。

>>> **评估内容及步骤**

一、检查体位

检查时应根据需要,协助病人采取适当的体位,常见体位有肘膝位、左侧卧位、仰卧位或截石位、蹲位等,充分暴露肛门。

二、视诊

护士用手分开病人的臀部,观察肛门及其周围皮肤的颜色与皱褶,有无皮肤损伤、黏液、脓血、溃疡、脓肿、外痔、肛裂及瘘管口等。

1. 正常表现

肛门周围皮肤颜色较深,皱褶呈放射状,肛门周围皮肤完整。收缩肛门括约肌时皱褶更明显,做排大便动作时皱褶变浅。

2. 异常表现

异常表现包括肛门外伤与感染、肛裂、痔疮、肛门直肠瘘、直肠脱垂、肛门闭锁等。

三、触 诊

触诊方法:根据检查目的,病人可取肘膝位、左侧卧位或仰卧位。护士右手戴手套或仅右手示指戴指套,涂适量肥皂液、凡士林或液状石蜡等润滑剂。触诊的示指先在肛门口轻轻按摩,待病人肛门括约肌放松后,再将手指徐徐插入肛门。先检查肛门及括约肌的紧张度,再检查肛管及直肠的内壁。触诊直肠内壁时,注意有无压痛及黏膜是否光滑,有无肿块及波动感。观察指诊后指套表面有无血液、脓液或黏液。

临床意义:正常直肠指诊时肛管和直肠内壁柔软、光滑,无触痛和包块。

》》 注意事项

(1)动作轻柔,注意病人反应。

(2)注意肛管的紧张度,正常肛管有较好的收缩力和弹性,仅能伸入一手指。若肛门括约肌松弛,则失去弹性,可进2~3指,并有排便失禁;如肛管的紧张度提高,常提示有炎症反应。

(3)肛管直肠环检查,此环由肛门内、外括约肌和肛提肌、耻骨直肠肌共同构成。此肌环收缩能力强弱可部分反应肛门括约肌的功能。

(4)直肠内检查,几乎直肠下段8 cm左右的长度均可触摸到。应认真地检查直肠前后左右壁有无压痛、包块及狭窄,并注意包块的大小、硬度和活动度。

(5)检查结束后,要检查指套有无血迹或黏液。注意血迹是鲜红色还是暗红色;黏液的颜色、性质、气味如何等,了解直肠有无炎症与组织破坏等情况。

(6)注意体位调整,做好病人心理安慰和必要解释,检查后还要详细记录体位、视诊(肛周情况、指染血污等)、触诊(结节、位置、形状和活动度)等情况。

健康评估实训指导

体检流程

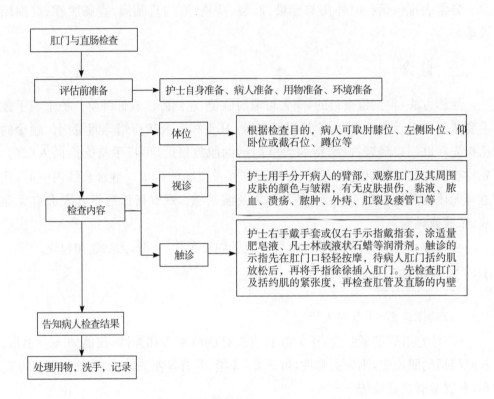

肛门与直肠检查技术操作质量考核标准

项目	项目内容及顺序	满分	扣分及说明	得分
评估	1.询问病人健康史(4分) 2.观察一般情况、意识状态等(2分) 3.病人心理状态及合作情况(2分) 4.环境及用物的评估(2分)	10		
准备质量标准	1.护士自身准备:衣帽整齐,仪表端庄,态度和蔼,洗手(2分) 2.用物准备:无菌手套一双和润滑剂(4分) 3.病人准备:核对病人,说明目的,解释检查目的,嘱其做好配合(3分) 4.环境准备:安静、温暖、光线明亮,关好门窗,无对流风,必要时准备屏风(1分)	10		

续表

项目	项目内容及顺序	满分	扣分及说明	得分
操作质量标准	1. 核对病人(2分) 2. 解释目的,嘱其做好配合(3分) 3. 协助病人取合适体位(3分) 4. 视诊:观察肛门及其周围皮肤与皱褶 (1)正常表现(6分) (2)异常表现(6分) 5. 触诊: (1)肛外指检(10分) (2)肛内指检:①肛门及括约肌的紧张度(7分);②肛管及直肠的内壁情况:压痛、光滑度、硬度和搏动感(7分);③男性的前列腺及精囊,女性的子宫颈、子宫和输卵管(6分)	50		
终末质量标准	1. 病人安置(2分) 2. 用物处置(3分) 3. 检查手法和顺序正确(3分) 4. 洗手、记录(2分)	10		
理论评价	肛门检查的目的及临床意义(10分)	10		
总体评价	1. 爱伤观念(2分) 2. 职业防护意识(2分) 3. 操作熟练流畅(2分) 4. 护患沟通(2分) 5. 应变能力(2分)	10		
总分				

练习题

【选择题】

(一) 单选题

1. 下列有关外痔的描述,错误的是(　　)
   A. 在齿状线以下　　B. 表面为皮肤覆盖者　　C. 紫红色柔软包块
   D. 不痛　　E. 无异物感

2. 下列有关内痔的描述,错误的是(　　)
   A. 在齿状线以上　　B. 紫红色包块　　C. 常有明显疼痛
   D. 表面有黏膜覆盖者　　E. 常随排便突出肛门口外

3. 直肠指诊时触及坚硬、凹凸不平的包块,应考虑(　　)
   A. 直肠息肉　　B. 直肠癌　　C. 前列腺癌
   D. 直肠周围脓肿　　E. 肛裂

4. 适用于评估盆腔器官和病变的体位是（　　）
    A. 肘膝位　　　　B. 左侧卧位　　　　C. 仰卧位或截石位
    D. 蹲位　　　　　E. 右侧卧位

5. 最适用于评估前列腺的体位是（　　）
    A. 左侧卧位　　　B. 仰卧位　　　　C. 截石位
    D. 蹲位　　　　　E. 肘膝位

6. 对诊断梅毒有重要价值的是（　　）
    A. 阴茎头有暗红色溃疡
    B. 阴茎头有菜花状改变
    C. 阴茎颈处有单个椭圆形质硬溃疡
    D. 阴茎淡红色小丘疹融合成蕈状、乳突状突起
    E. 以上都不是

7. 应考虑为尖锐湿疣的是（　　）
    A. 阴茎头有硬结
    B. 阴茎头有单个椭圆形质硬溃疡
    C. 阴茎头有暗红色溃疡
    D. 阴茎头有菜花状改变
    E. 阴茎淡红色小丘疹融合成蕈状、乳突状突起

8. 直肠周围脓肿的表现为（　　）
    A. 直肠剧烈触痛
    B. 直肠触痛伴有搏动感
    C. 直肠内触及柔软、光滑而有弹性的包块
    D. 直肠内触及凹凸不平的包块
    E. 指诊后指套带有黏液、脓液或血块

（二）多选题

9. 肛门与直肠评估常用的体位有（　　）
    A. 肘膝位　　　　B. 左侧卧位　　　　C. 仰卧位
    D. 截石位　　　　E. 蹲位

10. 蹲位最适用于评估（　　）
    A. 直肠脱出　　　B. 盆腔病变　　　　C. 内痔
    D. 前列腺　　　　E. 直肠息肉

【问答题】
  1. 简述直肠指诊的异常变化及意义。
  2. 简述肛门与直肠评估常用的体位及意义。

实验十一　脊柱、四肢与关节检查

》》案例导入

病人,男性,45岁,客运出租车司机。近1个月来出现腰部疼痛,伴左下肢疼痛,行走困难,经检查后考虑为"腰椎间盘突出症"。

问题:该病人在脊柱、四肢检查方面是否会存在相应的异常体征?

》》学习目标

(1)掌握脊柱、四肢与关节检查的方法。

(2)识别病人脊柱、四肢与关节的正常和异常体征,说出异常情况的临床意义。

(3)在护理实践中体现对病人的人文关怀。

》》评估前准备

病人准备、护士自身准备和环境准备参见"实验一"。

用物准备:棉签、叩诊锤、针、记录本和笔。

》》评估内容及步骤

一、脊　柱

1. 视诊

(1)脊柱的弯曲度。

视诊方法:病人取直立位或坐位,脱下衣服暴露至臀部,双足并拢,双臂自然下垂,从侧面视诊病人的脊柱有无前凸或后凸畸形,然后从背面视诊脊柱有无侧凸畸形,或用手指沿脊柱棘突自上而下稍用力划压,使皮肤出现一条红色的充血线,以观察脊柱有无侧凸。

临床意义:正常人直立时从背面观察脊柱无侧弯;侧面观察有4个弯曲部位,即颈椎段稍向前凸,胸椎段明显向后凸,腰椎段明显前凸,骶椎段明显后凸,类似"S"形,称为生理性弯曲。病理性改变有脊柱后凸、脊柱前凸、脊柱侧凸等。

(2)脊柱活动度。

视诊方法:嘱病人分别做前屈、后伸、左右侧弯和旋转等动作,观察脊柱的活动情况。检查颈椎活动度时,应固定病人双肩;检查腰椎活动度时,应固定病人臀部。已有脊柱外伤、可疑骨折或关节脱位者,应避免脊柱活动,防止损伤脊髓。

临床意义:脊柱活动受限表现为各段活动度不能达到正常范围,出现疼痛或僵直,常见于相应脊柱节段的软组织损伤、骨关节病、结核、脱位或骨折等。

2. 触诊

触诊方法:病人取坐位,嘱身体稍向前倾。护士用右手拇指从枕骨粗隆处自上而下逐一按压脊椎棘突及椎旁肌肉直至骶部,询问有无压痛。

临床意义:正常情况下,每个棘突及椎旁肌肉均无压痛。脊柱压痛常见于脊柱结核、椎间盘突出症、骨折等;脊柱两旁肌肉压痛常见于腰背肌纤维炎或劳损。

3. 叩诊

叩诊方法:包括直接叩击法和间接叩击法。直接叩诊时,护士用叩诊锤或中指直接叩击每个脊椎棘突,询问有无疼痛,多用于胸椎和腰椎的检查,颈椎疾病一般不用此方法检查。间接叩诊时,病人取端坐位,护士将左手掌面置于病人头顶部,右手半握拳,以小鱼际部位叩击左手背,询问有无疼痛。

临床意义:正常脊柱无叩击痛。脊柱病变时,受损部位可有叩击痛,常见于脊柱结核、椎间盘突出症、骨折等,疼痛部位多为病变所在部位。

二、四肢与关节

四肢与关节检查的内容包括四肢与关节的形态和活动度或运动的情况,检查方法以视诊和触诊为主,两者互相配合,检查体位依内容而不同。

1. 四肢与关节形态

检查方法:病人充分暴露受检部位,上肢、踝关节与足部检查时,病人一般取立位或坐位;髋关节检查时,病人取仰卧位,双下肢伸直,腰部放松;膝关节检查时,取立位及仰卧位。必要时可辅以步行。护士通过视诊观察四肢的长度与周径、关节的形态与姿势,注意双侧对比,同时观察皮肤与指(趾)甲的颜色和形态,有无皮肤损害、局部肿胀等;触诊有无肿块和压痛。

临床意义:正常人双上肢等长,双肩对称呈弧形,肘关节伸直时轻度外翻,双手自然休息时呈半握拳状;双下肢等长,双腿可伸直,两脚并拢时双膝和双踝可靠拢,站立时足掌、足跟可着地。无匙状甲、杵状指(趾)、肢端肥大、指关节变形、腕关节畸形、肘关节异常、肩关节异常、髋关节畸形、膝关节变形、膝内外翻、膝反张、足内外翻畸形等形态异常。

2. 四肢与关节运动

检查方法：嘱病人做主动或被动运动，包括屈、伸、内收、外展及旋转等，观察关节的活动度，有无活动受限、疼痛、异常声响及摩擦感。

各关节活动范围及检查方法如下。

（1）指关节：要求病人展开五指，然后并拢，除拇指外，各手指握拳和拇指对掌动作。正常各指关节可以伸直，屈指可握拳。

（2）腕关节：活动度的测定以腕关节、手和前臂在一条直线上作为 0°。使病人的前臂处于旋前位，以一手握持，另一手轻轻地将腕关节向下屈曲，正常可达

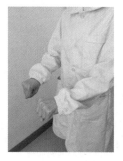 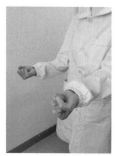

图 11-1　腕关节内收　　图 11-2　腕关节外展

50°～60°；再让病人腕关节背伸，正常为 30°～60°。病人前臂旋前，护士一手握住其前臂，让病人手向其身体方向活动（内收），然后向离开身体的方向活动（外展），正常内收为 25°～30°（图 11-1），外展为 30°～40°（图 11-2）。

（3）肘关节：护士一手握持病人的一侧肘关节，另一手握住其手腕，使前臂尽量屈向肩部。用同样的方法检查另一侧肘关节。正常肘关节主动或被动屈曲可达 135°～150°。护士缓慢伸直病人的前臂，过伸可达 5°～10°。于屈曲位把持住病人的肘关节，嘱其旋转手臂至手掌向下（旋前），然后反向旋转至手掌向上（旋后），肘关节旋前或旋后可达 80°～90°。

（4）肩关节：让病人尽可能地将上肢从前方上抬并超过头部高度，正常肩关节前屈约 135°（图 11-3）；再让病人尽可能将上肢从下方向后上方运动，正常后伸 45°（图 11-4）。内收肘部可达正中线 45°～50°（图 11-5），外展可达 90°。嘱病人屈肘后做外展动作，先将手置于脑后，再向下置于腰后侧，检查肩关节内旋和外旋功能，正常内旋 90°，外旋约 30°。

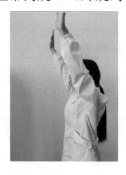 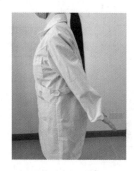 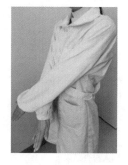

图 11-3　肩关节前屈　　图 11-4　肩关节后伸　　图 11-5　肘部内收

（5）髋关节：病人仰卧，护士一手按压髂嵴，另一手将屈曲的膝关节推向前胸，正常髋关节可屈曲 130°～140°；一手按压臀部，另一手握小腿下端，屈膝 90°后上

提,正常后伸 15°~30°。病人双下肢伸直平放,将一侧下肢自中立位越过另一端下肢向对侧活动,正常内收为 20°~30°;再将一侧下肢自中立位外移,远离躯体中线,正常外展为 30°~45°。保持病人下肢伸直,髌骨和足尖向上,护士双手置于病人大腿下部和膝部旋转大腿,或病人屈髋屈膝,向内侧或外侧转动下肢,髋关节可内收或外旋 45°。

(6)膝关节:缓慢地尽力屈曲病人的膝关节,正常膝关节可屈曲 120°~150°。护士握住病人的膝或踝关节,从屈曲位尽力伸直膝关节。正常情况下,膝关节能完全伸直,有时可有 5°~10°的过伸。

(7)踝关节:握住病人的足部并将之向上、向下推动,正常背伸 20°~30°,跖屈 40°~50°。再一手握住病人的踝部,另一手握住病人的足部,并使踝部向左右两侧活动,正常足内、外翻各为 30°。

(8)跖趾关节:嘱病人伸直各趾,然后做屈曲和背伸动作,正常跖屈 30°~40°,背伸 45°。

注意事项

(1)注意与病人的沟通,冬天要注意保暖。
(2)动作轻柔,注意病人反应。
(3)病人需要放松心情,检查可能会造成疼痛,须如实反应疼痛情况。

体检流程

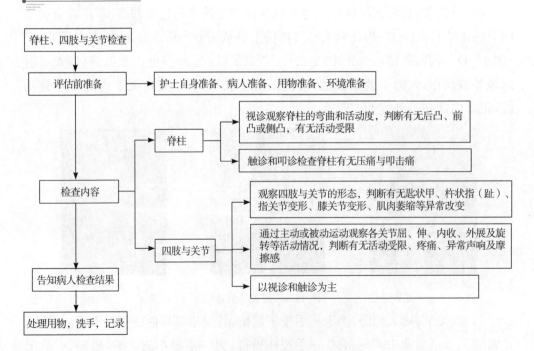

脊柱、四肢与关节检查技术操作质量考核标准

项目	项目内容及顺序	满分	扣分及说明	得分
评估	1. 询问病人健康史(4分) 2. 观察一般情况、意识状态等(2分) 3. 病人心理状态及合作情况(2分) 4. 环境及用物的评估(2分)	10		
准备质量标准	1. 护士自身准备：衣帽整齐，仪表端庄，态度和蔼，洗手(2分) 2. 用物准备：棉签、叩诊锤、针、记录本和笔(3分) 3. 病人准备：核对病人，说明并解释检查目的，嘱其做好配合。取舒适体位，或配合检查采用相应体位(3分) 4. 环境准备：温暖、舒适、光线适宜、关门窗、置屏风(2分)	10		
操作质量标准	按顺序逐一检查以下内容： 1. 核对病人(2分) 2. 解释目的，嘱其做好配合(2分) 3. 脊柱检查： (1)脊柱外形检查、活动度检查(2分) (2)脊柱弯曲度(2分) (3)脊柱压痛和叩击痛：①压痛(2分)；②叩击痛：直接叩诊法(2分)、间接叩诊法(2分) 4. 上肢与关节检查： (1)视诊：观察上肢的长度与周径、关节的形态与姿势，观察皮肤肌肉、指甲等(2分) (2)触诊：触诊下肢皮温、骨和关节、肌腱和滑囊有无异常，有无压痛、肿块等(2分) (3)上肢关节活动度检查：①肩关节(3分)；②肘关节(3分)；③腕关节(3分)；④指关节(3分) (4)手部肌力检查(2分) (5)上肢肌力检查(2分) 5. 下肢与关节检查： (1)视诊：观察下肢的长度与周径、关节的形态与姿势，双侧对称性，皮肤、肌肉、趾甲等有无异常(2分) (2)触诊：触诊下肢皮温、骨和关节、肌腱和滑囊有无异常，有无压痛、肿块等(2分) (3)关节活动度检查：①髋关节(3分)；②膝关节(3分)；③踝关节(2分)；④跖趾关节(2分) (4)下肢肌力检查	50		
终末质量标准	1. 病人安置(3分) 2. 用物处置(2分) 3. 检查手法和顺序正确(2分) 4. 洗手、记录(3分)	10		

续表

项目	项目内容及顺序	满分	扣分及说明	得分
理论评价	1. 评估目的(2分) 2. 正常表现(3分) 3. 异常表现及其临床意义(5分)	10		
总体评价	1. 爱伤观念(2分) 2. 职业防护意识(2分) 3. 操作熟练流畅(2分) 4. 护患沟通(2分) 5. 应变能力(2分)	10		
总分				

练习题

【选择题】

(一)单选题

1. 脊柱后凸多发生在(　　)
   A. 胸段　　　　　　B. 胸腰段　　　　　　C. 腰段
   D. 骶椎　　　　　　E. 腰骶段
2. 类风湿关节炎的手部特征性改变为(　　)
   A. 爪形手　　　　　B. 梭形关节　　　　　C. 杵状指
   D. 垂腕　　　　　　E. 猿掌
3. 猿掌见于(　　)
   A. 桡神经损伤　　　B. 正中神经损伤　　　C. Colles骨折
   D. 尺神经损伤　　　E. 慢性肺脓肿
4. Colles骨折时可见(　　)
   A. 腕垂症　　　　　B. 猿掌　　　　　　　C. 爪形手
   D. 餐叉样畸形　　　E. 杵状指
5. 膝关节腔积液的重要体征是(　　)
   A. 膝关节红、肿　　B. 膝关节运动障碍　　C. 浮髌试验阴性
   D. 浮髌试验阳性　　E. 膝关节疼痛
6. 足内、外翻畸形见于(　　)
   A. 佝偻病　　　　　B. 脊髓灰质炎后遗症　C. 大骨节病
   D. 偏瘫　　　　　　E. 腓总神经麻痹
7. 强直性脊柱炎表现为(　　)
   A. 坐位时胸段呈明显均匀性向后弯曲,仰卧位时弯曲可消失

B. 胸椎下段和腰椎成角畸形

C. 脊椎胸段呈弧形或弓形后凸

D. 胸腰椎后凸曲线增大,形成驼背

E. 青少年胸段下部均匀性后凸

8. 肩关节脱位可有（   ）

  A. 肩关节外展开始即痛,但仍可外展

  B. 肩关节轻微外展即感疼痛

  C. 搭肩试验阳性

  D. 肱骨结节压痛

  E. 肱骨大结节压痛

（二）多选题

9. 杵状指可见于（   ）

  A. 慢性肺脓肿　　　　　B. 支气管扩张症　　　C. 肝硬化

  D. 发绀型先天性心脏病　E. 支气管肺癌

10. 膝内、外翻畸形常见于（   ）

  A. 类风湿关节炎　　B. 风湿性关节炎　　C. 大骨节病

  D. 佝偻病　　　　　E. 关节结核

【问答题】

1. 简述杵状指的发生机制及常见病因。

2. 简述脊柱后凸的原因和特点。

实验十二　神经系统检查

案例导入

病人,男性,34岁,因车祸致左下肢完全瘫痪。检查发现其左下肢无随意运动,腱反射亢进,Babinski征阳性,右侧躯干胸骨剑突水平以下和右下肢痛、温度觉丧失,触觉、位置和运动觉正常,左侧躯干剑突以下和左下肢痛、温度觉完好,但触觉、位置和运动觉丧失。

问题:该病人可能的诊断是什么？Babinski征阳性的临床意义是什么?

学习目标

(1)运用正确的检查方法和手法进行神经系统的检查。
(2)能够识别并说出正常和异常体征的临床意义。
(3)在护理实践中体现对病人的人文关怀。

评估前准备

病人准备、护士自身准备和环境准备参见"实验一"。

用物准备:棉签、叩诊锤、3种不同气味的物品(如食醋、酒、香烟、薄荷、樟脑等)、针、手电筒、检眼镜、冷水、热水、软尺、钥匙或硬币、记录本和笔。

评估内容及步骤

一、脑神经

脑神经共12对,脑神经检查对颅脑病变的定位诊断有重要意义。检查应按顺序进行,以免遗漏,同时注意双侧对比。

1. 嗅神经

检查方法:应先确定病人鼻道是否通畅、有无鼻黏膜病变,然后测试嗅觉。嘱病人闭目,先压住一侧鼻孔,选用日常生活中熟悉的3种不同气味的物品,如醋、酒、香烟、薄荷、樟脑等,分别置于另一侧鼻孔前,让病人辨别各物品的气味,以了解其嗅觉正常与否,有无减退或消失。按同法检查另一侧鼻孔。

2. 视神经

(1)视力:视力分为远视力和近视力,后者通常指阅读能力。

检查方法:检查远视力时使用远距离视力表,病人距视力表 5 m 远,分别检查两眼,以能看清"1.0"行视标者为正常视力。如在 1 m 处不能辨认"1.0"行视标者,改为"数手指",即辨认护士所示的手指数。手指移近眼前 5 cm 仍数不清者,改为指动检测。不能看到眼前手动者,到暗室中检测其光感是否存在,如光感消失,即为失明。

检查近视力使用国际标准近距离视力表,在距视力表 33 cm 处,能看清"1.0"行视标者为正常视力。视力检查可初步判断有无近视、远视、散光或器质性病变,如白内障、眼底病变等。

(2)视野。

检查方法:与病人相对而坐,约 1 m 距离,检查右眼时,遮住病人左眼,同时遮住护士右眼。在护士与病人中间距离处,护士将手指分别自上、下、左、右等不同方向从外周逐渐向眼的中央部移动,嘱病人在发现手指时立即示意。如病人与护士在各方向同时看到手指,则视野大致正常。若对比检查结果异常或有视野缺失,可利用视野计进行精确的视野测定。视野在各方向均缩小者,称为向心性视野缩小。在视野内的视力缺失区称为暗点。视野左或右的一半缺失称为偏盲,如发生双眼视野颞侧偏盲,见于视神经交叉以后的中枢病变。单侧不规则的视野缺失见于视神经或视网膜病变。

(3)眼底:眼底检查要求病人在不扩瞳和不戴眼镜的情况下,使用检眼镜进行,主要观察内容包括视神经乳头、视网膜血管、黄斑区及视网膜各象限。

3. 动眼神经、滑车神经与展神经

因这三对脑神经的解剖位置邻近,共同支配眼球运动,合称眼球运动神经,故可同时检查。

4. 三叉神经

(1)感觉功能。

检查方法:感觉功能检查包括用针刺检查痛觉、用棉絮检查触觉以及用盛有冷水或热水的试管检查温度觉。检查时,自上而下、由内向外轻触前额、鼻部两侧及下颌,两侧对比,并随时询问病人有无感觉过敏、减退或消失。

(2)运动功能。

检查方法:护士将双手置于病人两侧下颌角上面咀嚼肌隆起处,嘱病人做咀嚼动作,比较两侧咀嚼肌力量的强弱;再将双手置于病人的颏下,向上用力,嘱病人做张口动作,感触张口时的肌力,观察张口时下颌有无偏斜。

临床意义:一侧三叉神经运动纤维受损时,可表现为患侧咀嚼肌肌力减弱或出现萎缩,张口时下颌偏向患侧。

5. 面神经

(1)面肌运动。

检查方法:观察病人双侧额纹、眼裂、鼻唇沟、口角是否对称,然后嘱其做皱眉、闭眼、露齿、微笑、鼓腮、吹口哨动作,观察左右两侧是否对等。

临床意义:一侧面神经周围性(核或核下性)损害时,患侧额纹减少、眼裂增大、鼻唇沟变浅,不能皱额、闭眼,微笑或露齿时口角向健侧歪斜,鼓腮及吹口哨时患侧漏气。中枢性(核上的皮质脑干束或皮质运动区)损害时,由于上半部面肌受双侧皮质运动区的支配,皱额和闭眼无明显影响,仅出现健侧下半部面部表情肌瘫痪,表现为鼻唇沟变浅、口角下垂等。

(2)味觉功能。

检查方法:嘱病人伸舌,将具有不同味感的物质(如盐水、糖水、食醋、奎宁等)用棉签涂于病人舌面,测试其味觉,让病人用手指指出事先写在纸上的咸、甜、酸、苦四个字之一,病人不能说话、缩舌和吞咽。每种味觉试验完成后,用水漱口,再测下一种味觉。

6. 位听神经

(1)听力。

检查方法:一般采用粗测法测定听力。精确法是使用规定频率的音叉或电测听器设备进行的测试。如果粗测法发现有听力减退,建议进行精确法测试及其他相应的专科检查。

临床意义:听力减退可见于外耳道有耵聍或异物、听神经损害、局部或全身血管硬化、中耳炎等。

(2)前庭功能。

检查方法:询问病人是否有眩晕、平衡失调,检查有无自发性眼球震颤。

临床意义:如出现眩晕、平衡失调或有自发性眼球震颤,提示前庭功能病变。

7. 舌咽神经与迷走神经

舌咽神经支配舌后1/3味觉和咽部感觉,并支配软腭和咽肌的运动;迷走神经支配咽喉的感觉和运动。由于两者在解剖和功能上关系密切,常同时受损。

(1)运动功能。

检查方法:先询问病人有无声音嘶哑、带鼻音,有无饮水呛咳或吞咽困难,再嘱其张口发"啊"音,观察悬雍垂是否居中,两侧软腭上抬是否有力、对称,腭垂有无偏斜。

临床意义:若一侧软腭上抬减弱,腭垂偏向对侧,提示该侧神经受损;若腭垂居中,但双侧软腭上抬受限,甚至完全不能上抬,提示双侧神经麻痹。

(2)感觉功能。

检查方法:嘱病人张口,用棉签轻触两侧软腭和咽后壁,询问病人感觉。此外,舌后 1/3 的味觉减退为舌咽神经损害,检查方法同面神经。

(3)咽反射。

检查方法:用压舌板分别轻触两侧咽后壁。

临床意义:正常者可出现咽部肌肉收缩和舌后缩,有恶心反应。有神经损害者患侧反射迟钝或消失。

8. 副神经

副神经支配胸锁乳突肌和斜方肌。

检查方法:先观察胸锁乳突肌和斜方肌有无萎缩。然后护士将一手置于病人腮部,嘱其对抗阻力转颈,以测试其胸锁乳突肌的肌力;将两手置于病人双肩并向下按压,嘱其对抗阻力做耸肩运动,以测试其斜方肌的肌力。

临床意义:副神经受损时,可出现一侧肌力下降或肌肉萎缩。

9. 舌下神经

舌下神经支配舌肌运动。

检查方法:嘱病人伸舌,观察有无舌偏斜、舌肌萎缩或舌颤动。

临床意义:单侧舌下神经麻痹时,伸舌向患侧偏斜,常见于脑血管病变;双侧舌下神经麻痹时,舌不能伸出口外,伴语言和吞咽困难。

二、感觉功能

1. 浅感觉

(1)痛觉。

检查方法:用大头针的针尖和针帽交替、均匀地轻刺病人的皮肤,让其陈述感受。注意两侧对称部位的比较,判断有无感觉障碍及其类型(正常、过敏、减退或消失)与范围。

临床意义:痛觉障碍见于脊髓丘脑侧束损害。

(2)触觉。

检查方法:用棉签轻触病人的躯干及四肢皮肤或黏膜,询问其有无轻痒的感觉。正常人对轻触感觉十分敏感。对触觉刺激反应不灵敏或无反应分别称为触觉减退或消失。

临床意义：触觉障碍见于脊髓丘脑前束和后索病损。

(3)温度觉。

检查方法：用分别盛有热水(40~50 ℃)和冷水(5~10 ℃)的试管交替接触病人的皮肤，让其陈述感受。

临床意义：正常人能明确辨别冷热的感觉。温度觉障碍见于脊髓丘脑侧束病损。

2. 深感觉

(1)运动觉。

检查方法：护士用示指和拇指轻持病人手指或足趾的两侧做被动伸或屈的动作，嘱病人根据感觉说出"向上"或"向下"，观察其反应是否正确。

临床意义：运动觉障碍见于脊髓后索病损。

(2)位置觉。

检查方法：护士将病人肢体置于某一位置，让其回答自己肢体所处的位置或用对侧肢体模仿。

临床意义：位置觉障碍见于脊髓后索病损。

(3)振动觉。

检查方法：将振动的音叉(128 Hz)置于病人的骨隆起处，如内踝、外踝、指尖、桡骨茎突、肘部、肩部、髂前上棘、胫骨结节等，询问有无振动感，注意两侧对比。

临床意义：正常人有共鸣性振动感。振动觉障碍见于脊髓后索病损。

3. 复合感觉

(1)皮肤定位觉。

检查方法：护士用手指或棉签轻触病人的体表某处皮肤，要求病人指出被触部位。

临床意义：皮肤定位觉障碍见于皮质病变。

(2)两点辨别觉。

检查方法：护士用分开的钝脚分规轻触病人皮肤上的两点，若病人能分辨为两点，则再逐步缩小双脚间距，直至病人感觉为一点时，测其实际间距，对双侧作比较。

临床意义：正常人身体不同部位的分辨能力不同，舌尖、鼻端、指尖的敏感度最高，四肢近端和躯干的敏感度较差。触觉正常而两点辨别觉障碍见于额叶病变。

(3)实体觉。

检查方法：嘱病人用单手触摸熟悉的物件，如硬币、钥匙、钢笔等，并说出物件的名称。先测功能差的一侧，再测另一侧。

临床意义：实体觉障碍见于皮质病变。

(4)体表图形觉。

检查方法:护士以钝物在病人皮肤上画圆形、方形、三角形等简单图形或写一、二、十等简单的字,观察其能否识别,须双侧对照。

临床意义:如有障碍,常为丘脑水平以上病变。

三、运动功能

1. 肌力检查

检查方法:嘱病人用力做肢体伸屈动作,护士分别从相反的方向给予阻力,测试病人对阻力的克服力量,注意两侧肢体的对比。

临床意义:肌力的记录采用0~5级的6级分级法。0级:完全瘫痪,测不到肌肉收缩;1级:仅见肌肉收缩,但无肢体运动;2级:肢体能在床上水平移动,但不能抬离床面;3级:肢体能抬离床面,但不能抵抗阻力;4级:能做抗阻力动作,但较不完全;5级:正常肌力。

2. 肌张力检查

检查方法:嘱病人完全放松被检肢体,通过触摸肌肉的硬度以及根据关节被动运动时的阻力对肌张力的情况作出判断。

临床意义:①肌张力增高:触摸肌肉坚实,做被动运动时肢体阻力增大;②肌张力减低:触摸肌肉松软,伸屈肢体时阻力较小,关节运动范围扩大,可表现为关节过伸。

3. 不随意运动

不随意运动包括震颤、舞蹈样运动、手足搐搦等。

(1)震颤:指躯体某部分出现不自主但有节律性的抖动,常见的有:

①静止性震颤:在安静状态下出现,运动时减轻,睡眠时消失,常伴肌张力增高,见于帕金森病。

②姿势性震颤:在身体维持某一特定姿势时出现,运动及休息时消失,姿势性震颤较静止性震颤细而快。检查时嘱病人双上肢平伸,可见手指出现细微的不自主震颤。见于应用肾上腺素后、甲状腺功能亢进症、焦虑状态等。肝性脑病、尿毒症、慢性肺功能不全等全身代谢障碍病人双上肢前伸,手指及腕部伸直维持一定姿势时,腕关节突然屈曲,而后又迅速伸直至原来位置,如此反复,状如扑翼,称扑翼样震颤,也属于姿势性震颤。

③动作性震颤:又称意向性震颤。震颤在运动时出现,动作终末愈接近目标物时愈明显,休息时消失,见于小脑病变。

(2)舞蹈样运动:为面部肌肉及肢体的快速、不规则、无目的、不对称的不自主运动,表现为做鬼脸、转颈、耸肩、手指间断性伸屈、伸臂、摆手等舞蹈样动作,常难以维持一定的姿势,睡眠时可减轻或消失。多见于儿童期脑风湿性病变。

(3)手足搐搦:发作时手足肌肉呈紧张性痉挛。在上肢表现为腕部屈曲、手指伸展、掌指关节屈曲、拇指内收靠近掌心并与小指相对;在下肢表现为踝关节与趾关节皆呈屈曲状。见于低钙血症和碱中毒。

4. 共济运动

(1)指鼻试验。

检查方法:嘱病人手臂外旋、伸直,用示指触碰自己的鼻尖,先慢后快,先睁眼后闭眼,重复上述动作。

临床意义:正常人动作准确。小脑半球病变者同侧指鼻不准;如睁眼时指鼻准确,闭眼时出现障碍为感觉性共济失调。

(2)跟-膝-胫试验。

检查方法:病人仰卧,嘱其高抬一侧下肢,然后将足跟置于对侧下肢的膝部,再沿胫骨前缘向下移动至足背,先睁眼后闭眼,重复进行。

临床意义:小脑损害时动作不稳;感觉性共济失调者闭眼时足跟难以寻到膝盖。

(3)快速轮替动作。

检查方法:嘱病人伸直手掌并反复做快速旋前旋后动作,或用一手手掌、手背连续交替拍打对侧手掌。

临床意义:共济失调者动作缓慢,不协调。

(4)闭目难立征。

检查方法:嘱病人直立,双足并拢,两臂前伸,然后闭目。

临床意义:若出现身体摇晃或倾斜,则为阳性。若睁眼时能站稳,闭目时站立不稳,为感觉性共济失调,提示两下肢有深感觉障碍。闭目睁目皆不稳提示小脑蚓部病变。

四、神经反射

1. 浅反射

刺激皮肤、黏膜或角膜引起的反射称为浅反射。

(1)角膜反射。

检查方法:护士将一手的示指置于病人眼前约30 cm处,引导其眼睛向内上方注视,另一手用细棉签纤维由病人眼外侧从视野外向内接近并轻触病人的角膜,注意避免触及眼睫毛(图12-1)。

临床意义:正常时可见该眼睑迅速闭合,称为直接角膜反射;如刺激一侧角膜,对侧眼睑也出现闭合,称为间接角膜反射。

(2)腹壁反射。

检查方法:嘱病人仰卧,双下肢稍屈曲,使腹壁放松,然后用棉签杆按上(肋缘下)、中(脐平)、下(腹股沟上)三个部位由外向内轻划腹壁皮肤(图 12-2)。

临床意义:正常时,可见受刺激的部位腹壁肌肉收缩。

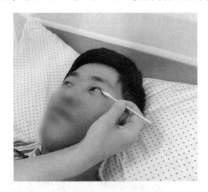
图 12-1　角膜反射检查

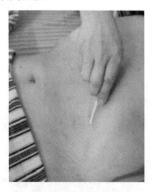
图 12-2　腹壁反射检查

(3)提睾反射。

检查方法:嘱病人仰卧,用棉签杆自下而上轻划股内侧上方皮肤。

临床意义:正常反应为同侧提睾肌收缩,睾丸上提。

(4)跖反射。

检查方法:嘱病人仰卧,双下肢伸直,护士手持病人踝部,用棉签杆沿足底外侧,由足跟向前划至小趾根部足掌时再转向拇趾侧(图 12-3)。

临床意义:正常反应为足趾向跖面屈曲。

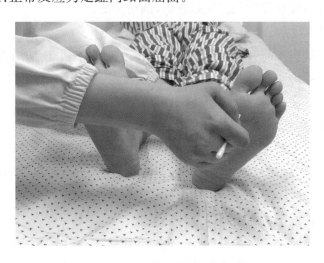
图 12-3　跖反射检查

2. 深反射

刺激骨膜、肌腱所引起的反射,称为深反射。检查时,要求病人完全放松受检的肢体,护士叩击的力量要均匀,注意两侧对比。深反射的强度一般记录为消失(-)、减弱(+)、正常(++)、活跃(+++)、亢进(++++)及阵挛五类。阵挛为反射极度亢进的表现。

(1)肱二头肌反射。

检查方法:护士以左手托扶病人屈曲的肘部,将拇指置于病人肱二头肌肌腱上,右手持叩诊锤叩击置于肌腱上的拇指(图12-4)。

临床意义:正常反应为肱二头肌收缩,前臂快速屈曲。

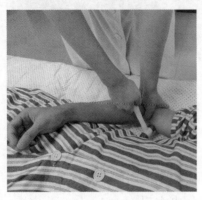
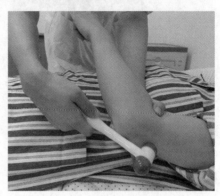

图12-4　肱二头肌反射检查　　　　图12-5　肱三头肌反射检查

(2)肱三头肌反射。

检查方法:嘱病人肘部屈曲,护士以左手托扶其肘部,右手持叩诊锤直接叩击鹰嘴上方2 cm处的肱三头肌肌腱(图12-5)。

临床意义:正常反应为肱三头肌收缩,前臂伸展。

(3)桡骨骨膜反射。

检查方法:嘱病人前臂置于半屈半旋前位,护士以左手托扶病人腕部,使腕关节自然下垂,右手持叩诊锤叩击病人桡骨茎突。

临床意义:正常反应为肱桡肌收缩,前臂旋前,屈肘。

(4)膝腱反射。

检查方法:病人取坐位检查时,小腿完全松弛,自然下垂;取卧位时,护士用左手在病人腘窝处托起其双下肢,使髋、膝关节屈曲约120°,右手持叩诊锤叩击髌骨下方股四头肌肌腱(图12-6)。

临床意义:正常反应为小腿向前伸展。

(5)跟腱反射。

检查方法:病人仰卧,髋、膝关节稍弯曲,下肢取外旋外展位,护士用左手托扶病人的足掌,使足呈过伸位,右手持叩诊锤叩击病人的跟腱(图12-7)。

临床意义:正常反应为腓肠肌收缩,足向跖面屈曲。

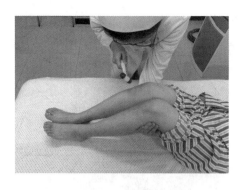 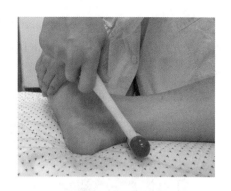

图 12-6　膝腱反射检查　　　　图 12-7　跟腱反射检查

(6)阵挛。

①髌阵挛。

检查方法：嘱病人取仰卧位，下肢伸直，护士用拇指和示指按住病人髌骨上缘，用力向远端快速、连续地推动数次后维持推力。

临床意义：阳性反应为股四头肌发生节律性收缩，使髌骨上下移动。

②踝阵挛。

检查方法：嘱病人取仰卧位，髋关节、膝关节稍屈曲，护士一手托起病人的小腿，另一手托住其足掌前端，突然用力使踝关节背屈并持续施压于足底。

临床意义：阳性表现为腓肠肌与比目鱼肌发生持续性节律性收缩，使足部呈现交替性屈伸动作。

3. 病理反射

(1)巴宾斯基征(Babinski sign)(图 12-8)。

检查方法：同跖反射检查。

临床意义：若拇趾背伸，其余四趾呈扇形散开，则为阳性。

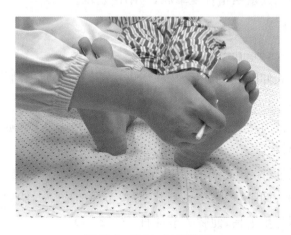

图 12-8　Babinski 征检查

(2)奥本海姆征(Oppenheim sign)(图12-9)。

检查方法:病人取仰卧位,护士用拇指和示指沿病人胫骨前缘用力自上向下滑压。

临床意义:阳性表现同 Babinski 征。

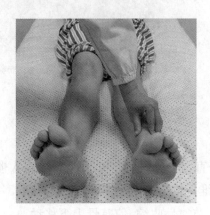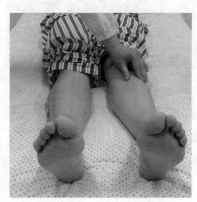

图 12-9　Oppenheim 征检查

(3)戈登征(Gordon sign)。

检查方法:护士用拇指和其余四指以一定力量捏压病人的腓肠肌。

临床意义:阳性表现同 Babinski 征。

(4)霍夫曼征(Hoffmann sign)。

检查方法:护士左手握住病人腕关节的上方,右手示指和中指夹住病人的中指并稍向上提,使其腕部轻度过伸,然后护士用右手拇指迅速弹刮病人的中指指甲。

临床意义:病人其余四指轻度掌屈,为阳性表现。

4. 脑膜刺激征

(1)颈强直(neck rigidity)。

检查方法:病人仰卧,护士用手托扶病人枕部做被动屈颈动作,以测试颈肌的抵抗力(图 12-10)。

临床意义:抵抗力增强者为颈强直。除脑膜受刺激外,颈强直也可见于颈椎或颈部肌肉局部病变。

(2)克尼格氏征(Kernig sign)。

检查方法:病人仰卧,护士将一侧髋、膝关节屈曲成 90°,然后用左手固定膝关节,右手将其小腿尽量上抬,使膝关节伸直(图 12-11)。

临床意义:正常人膝关节可伸达 135°以上。如伸膝受限,伴有疼痛和屈肌痉挛,则为阳性。

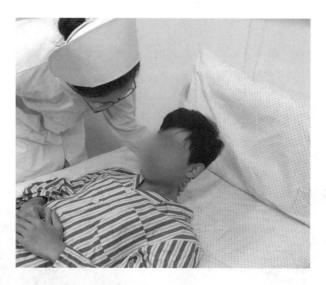

图 12-10 颈部阻力检查

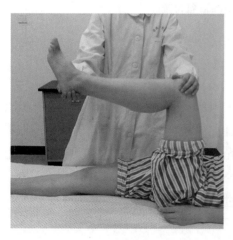 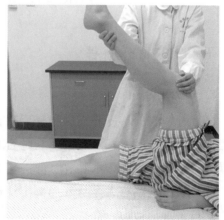

图 12-11 Kernig 征检查

(3)布鲁氏征(Brudzinski sign)。

检查方法:病人仰卧,下肢自然伸直,护士一手置于病人胸前以维持胸部位置不变,另一手托起病人的枕部使其头部前屈(图 12-12)。

临床意义:若出现双侧髋关节和膝关节同时屈曲,则为阳性。

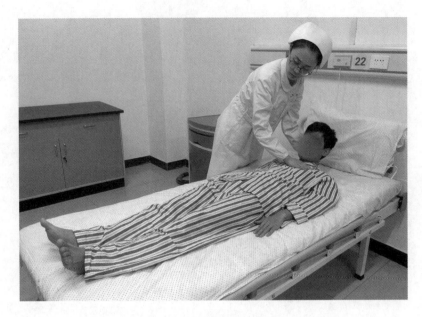

图 12-12　Brudzinski 征检查

五、自主神经功能

1. 一般观察

(1)皮肤与黏膜：皮肤与黏膜是反映自主神经功能的重要部位，观察皮肤有无苍白、潮红、红斑、发绀等；观察皮肤是否光滑及有无变薄、增厚、变硬、脱屑、潮湿、干燥等；观察有无皮疹、水肿、溃疡等。

(2)出汗：观察有无全身或局部出汗过多、过少或无汗。

2. 自主神经反射

(1)眼心反射。

检查方法：嘱病人仰卧，双眼自然闭合，计数脉率。护士用右手中指和示指分别置于病人眼球两侧，逐渐施加压力，以病人不感觉疼痛为度。加压 20～30 秒后，再次计数脉率。

临床意义：正常人此时的脉率较压迫前减少 10～12 次/分，超过 12 次/分提示副交感神经功能亢进；如压迫后脉率非但不减慢反而加速，则提示交感神经功能亢进。

(2)卧立试验。

检查方法：于病人平卧时计数脉率，然后嘱其起立，再计数其立位时的脉率。

临床意义：由卧位到立位脉率增加超过 10～12 次/分者为交感神经兴奋性增强；若脉率减慢超过 10～12 次/分，则为副交感神经兴奋性增强。

(3)皮肤划痕试验。

检查方法:护士用棉签杆以适度压力在病人皮肤上划一条线,观察皮肤状态。

临床意义:数秒钟后,即可见皮肤出现白色划痕并高出皮面。正常持续1~5分钟即消失。如白色划痕持续时间超过5分钟,提示交感神经兴奋性增高。如经棉签杆划压后很快出现红色划痕,且持续时间长、明显增宽甚至隆起,提示副交感神经兴奋性增高。

(4)竖毛反射。

检查方法:将冰块置于病人颈后或腋窝,数秒钟后可见竖毛肌收缩,毛囊处隆起如鸡皮。根据竖毛反射障碍的部位来判断交感神经功能障碍的范围。

(5)发汗试验:常用碘淀粉法,即以碘1.5 g、蓖麻油10.0 ml与95%乙醇100 ml混合成淡碘酊涂布于皮肤,干后再敷以淀粉。皮下注射毛果芸香碱10 mg,作用于交感神经节后纤维而引起出汗,出汗处淀粉变蓝色,无汗处皮肤颜色不变,可协助判断交感神经功能障碍的范围。

(6)Valsalva动作。

检查方法:嘱病人深吸气后,在屏气状态下用力做呼气动作10~15秒。计算此期间最长心搏间期与最短心搏间期的比值。

临床意义:正常人的比值≥1.4,如比值小于1.4,则提示压力感受器功能不灵敏或其反射弧的传入或传出纤维损害。

注意事项

(1)检查前需确定病人的意识状态。

(2)脑神经检查对颅脑病变的定位诊断具有重要意义,应有序进行,注意双侧对比。

(3)检查感觉功能时,要求环境安静,病人意识清晰,注意力集中。检查前向病人解释检查目的和方法,取得病人的理解与配合。检查应从感觉障碍区向正常部位移行,注意左右及远近端部位的对比。为避免主观或暗示作用,检查时嘱病人闭目。若病人无神经系统疾病的症状和体征,一般感觉功能的检查仅限于触觉、痛觉和振动觉。

体检流程

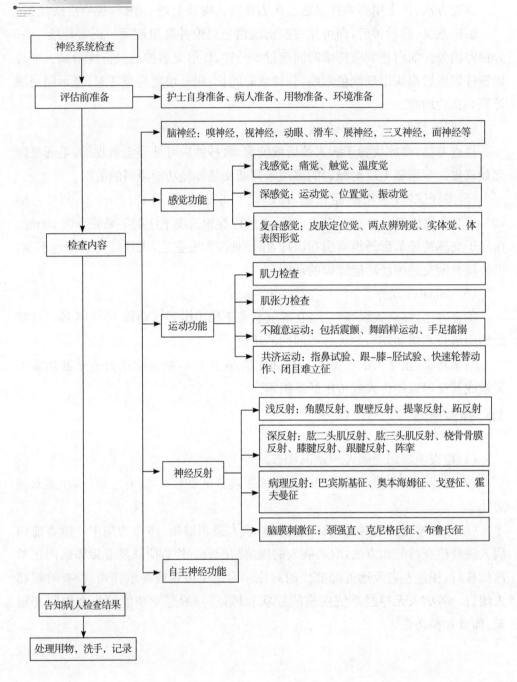

神经系统检查技术操作质量考核标准

项目	项目内容及顺序	满分	扣分及说明	得分
评估	1.询问病人健康史(4分) 2.观察一般情况、意识状态等(2分) 3.病人心理状态及合作情况(2分) 4.环境及用物的评估(2分)	10		
准备质量标准	1.护士自身准备:衣帽整齐,仪表端庄,态度和蔼,洗手(2分) 2.用物准备:棉签、叩诊锤、3种不同气味的物品、针、手电筒、检眼镜、冷水、热水、软尺、钥匙或硬币、记录本和笔(3分) 3.病人准备:核对病人,说明目的,解释检查目的,嘱其做好配合。病人取舒适体位,或配合检查采用相应体位(3分) 4.环境准备:温暖、舒适、光线适宜、关门窗、置屏风(2分)	10		
操作质量标准	1.核对病人(1分) 2.解释目的,嘱其做好配合(1分) 3.脑神经检查: (1)Ⅰ嗅神经(1分) (2)Ⅱ视神经:视力检查、视野检查、眼底检查(2分) (3)Ⅲ动眼神经、Ⅳ滑车神经、Ⅵ展神经:观察眼球运动、瞳孔及其反射(2分) (4)Ⅴ三叉神经:面部感觉、咀嚼肌运动、角膜反射、下颌反射(2分) (5)Ⅶ面神经:面肌运动(1分)、鼓腮吹气皱额(1分) (6)Ⅷ听神经:听力检查(1分) (7)Ⅸ舌咽神经、Ⅹ迷走神经:运动、感觉、味觉、反射—咽反射(有无呕吐)、眼心反射[压眼球时心率减慢(30秒)]、颈动脉窦反射[喉结旁开5 cm搏动处,按压后心率减慢、血压下降(10秒)](2分) (8)Ⅺ副神经(1分) (9)Ⅻ舌下神经:检查伸舌有无偏斜、萎缩、颤抖(1分) 4.感觉功能检查: (1)痛觉(1分)、触觉(1分)、温度觉(1分) (2)运动觉:摆动肢体后能否感觉到肢体运动情况(1分) (3)位置觉:感觉肢体的位置(1分) (4)振动觉(1分) (5)皮肤定位觉:说出触碰的位置(1分) (6)两点辨别觉:测定多次不同的距离(1分) (7)实体觉(1分) (8)体表图形觉(1分) 5.运动功能检查: (1)肌力:手部肌力检查、上肢肌力检查、下肢肌力检查(2分) (2)肌张力(1分) (3)共济运动:指鼻试验(1分)、指指运动(1分)、桡骨骨膜反射(1分)、跟-膝-胫试验(1分)、快速轮替运动(1分)、闭目难立征(1分) 6.神经反射检查: (1)浅反射:角膜反射(1分)、腹壁反射(1分)、提睾反射(1分)、跖反射(1分)	60		

续表

项目	项目内容及顺序	满分	扣分及说明	得分
操作质量标准	(2)深反射:肱二头肌反射(1分)、肱三头肌反射(1分)、膝腱反射(1分)、跟腱反射(1分) (3)阵挛:踝阵挛(1分)、髌阵挛(1分) (4)病理反射:巴宾斯基征(2分)、霍夫曼征(1分)、戈登征(1分)、奥本海姆征(2分) (5)脑膜刺激征:颈强直(1分)、克尼格氏征(1分)、布鲁氏征(1分) 7.自主神经反射检查: (1)眼心反射(1分) (2)卧立试验(1分) (3)皮肤划痕试验(1分) (4)竖毛反射(1分) (5)发汗试验(1分) (6)Valsalva动作(1分)			
终末质量标准	1.病人安置(1分) 2.用物处置(1分) 3.操作有效,达到目的(2分) 4.洗手、记录(1分)	5		
理论评价	1.评估目的(1分) 2.正常表现(2分) 3.异常表现及其临床意义(2分)	5		
总体评价	1.爱伤观念(2分) 2.职业防护意识(2分) 3.检查手法熟练流畅(2分) 4.护患沟通(2分) 5.应变能力(2分)	10		
总分				

练习题

【选择题】

(一)单选题

1.共济失调的评估试验不包括(　　)
　　A.指鼻试验　　　　B.轮替动作　　　　C.闭目难立征
　　D.Valsalva动作　　E.跟-膝-胫试验

2.脊髓丘脑前束和后索病损,可出现(　　)
　　A.痛觉障碍　　　　B.位置觉障碍　　　　C.触觉障碍
　　D.温度觉障碍　　　E.振动觉障碍

3.肢体可在床面上水平移动,但不能抬离床面,肌力为(　　)

A. 2级   B. 3级   C. 4级

D. 5级   E. 1级

4. 双侧上、中、下腹壁反射均消失,见于（　　）

  A. 昏迷   B. 周围神经炎   C. 脊髓灰质炎

  D. 脑膜炎   E. 锥体束损害

5. 上肢平伸时手指出现细微震颤见于（　　）

  A. 肝性脑病   B. 甲状腺功能亢进   C. 糖尿病酮症酸中毒昏迷

  D. 震颤性麻痹   E. 低钙血症

6. Babinski征阳性见于（　　）

  A. 锥体束损害   B. 脑膜刺激征   C. 小脑病变

  D. 中脑损害   E. 末梢神经炎

7. 不属于浅反射的是（　　）

  A. 角膜反射   B. 腹壁反射   C. 提睾反射

  D. 趾反射   E. 桡骨骨膜反射

8. 常用的自主神经功能评估方法不包括（　　）

  A. 发汗试验   B. 竖毛反射   C. 皮肤划痕试验

  D. 卧立试验   E. 指鼻试验

（二）多选题

9. 脑膜刺激征可见于（　　）

  A. 脑膜炎   B. 蛛网膜下腔出血   C. 锥体束受损

  D. 颅内压增高   E. 小脑病变

10. 属于周围性瘫痪的体征有（　　）

   A. 肌张力降低   B. 深反射减弱或消失   C. 病理反射阴性

   D. 瘫痪肌肉萎缩   E. 双侧肢体瘫痪

【问答题】

1. 肌力分为几级？肌力分级的标准是什么？

2. 神经系统检查中与锥体束损伤有关的病理反射有哪些？

3. 某病人体检时发现颈项强直,是否可以肯定为脑膜刺激征？

实验十三　全身体格检查

▶▶ 案例导入

病人,女性,56岁,在无明显诱因下出现头晕、心悸、乏力10小时入院,为进一步了解病人情况,需要对病人进行全身体格检查。

问题:责任护士对病人进行全身体格检查时的注意事项有哪些?

▶▶ 学习目标

(1)全面了解病人的健康状况,结合护理病史等资料,及时发现病人存在的或潜在的健康问题,为制定护理计划提供依据。

(2)熟练掌握全身体格检查的内容和顺序,以及各系统检查的方法和细节。

(3)熟悉各种体征的临床意义。

▶▶ 评估前准备

病人准备、护士自身准备和环境准备参见"实验一"。

用物准备:体温表、听诊器、血压计、压舌板、皮尺、直尺(2个)、棉签、叩诊锤、易挥发溶液(常用的有酒精、食醋、松节油、玫瑰水、柠檬水等)、针、手电筒、检眼镜、弯盘、治疗盘、冷水、热水、钥匙或硬币、手消毒液、记录板、记录纸和笔等。

▶▶ 评估内容及步骤

1. 一般情况与生命体征

(1)观察发育、营养、面容、表情、体位和意识状态。

(2)测量体温(腋温,10分钟)。

(3)触诊桡动脉,计数脉搏,至少30秒。

(4)视诊呼吸频率与类型,至少30秒。

(5)测量右上臂血压。

2. 头颈部

(6)观察头颅外形、头发分布、有无异常运动等。

(7)触诊头颅。

(8)视诊颜面和双眼。

(9)检查下睑结膜、球结膜和巩膜。

(10)检查上睑结膜、球结膜和巩膜。

(11)检查双侧角膜反射。

(12)观察双侧瞳孔的大小和形状。

(13)检查瞳孔直接和间接对光反射。

(14)检查双眼近视力。

(15)视诊双侧外耳、耳郭、耳后区。

(16)触诊双侧乳突。

(17)检查双耳粗听力。

(18)观察鼻外形。

(19)检查左、右鼻腔通畅情况。

(20)观察鼻前庭和鼻中隔。

(21)检查双侧额窦、筛窦和上颌窦有无压痛。

(22)视诊口唇。

(23)借助压舌板检查颊黏膜、牙齿、牙龈、舌、硬腭、口底和口咽部,包括软腭、腭垂、扁桃体和咽后壁等。

(24)暴露颈部。

(25)视诊颈部外形、颈静脉和颈动脉。

(26)触诊双侧耳前、耳后、枕后、颌下、颏下、颈前、颈后、锁骨上淋巴结。

(27)配合吞咽动作,视诊甲状腺。

(28)配合吞咽动作,触诊甲状腺。

(29)触诊气管位置。

3. 前、侧胸部

(30)暴露胸部。

(31)视诊胸部外形、对称性、皮肤和呼吸运动。

(32)视诊乳房。

(33)触诊双侧乳房(4个象限及乳头)。

(34)触诊双侧腋窝淋巴结(5群)。

(35)检查双侧胸廓扩张度(自上而下,双侧对比)。

(36)触诊双侧语音震颤(自上而下,双侧对比)。

(37)直接叩诊双侧前胸和侧胸(自上而下,双侧对比)。

(38)间接叩诊双侧前胸和侧胸(自上而下,双侧对比)。

(39)听诊双侧前胸和侧胸(自上而下,双侧对比;呼吸音、啰音、胸膜摩擦音)。

(40)听诊双侧语音共振(自上而下,双侧对比)。

(41)视诊心尖搏动和心前区搏动。

(42)两步法触诊心尖搏动。

(43)触诊心前区。

(44)叩诊左侧心脏相对浊音界。

(45)叩诊右侧心脏相对浊音界。

(46)听诊二尖瓣区(频率、节律、心音、杂音和摩擦音)。

(47)听诊肺动脉瓣区(心音、杂音)。

(48)听诊主动脉瓣区(心音、杂音)。

(49)听诊主动脉瓣第二听诊区(心音、杂音)。

(50)听诊三尖瓣区(心音、杂音)。

4. 背部

(51)病人坐起,充分暴露背部。

(52)视诊脊柱、胸廓外形及呼吸运动。

(53)触诊胸廓扩张度。

(54)触诊双侧肺部语音震颤(肩胛间区、肩胛下区)。

(55)病人双上肢交叉抱肩。

(56)直接叩诊双侧后胸部。

(57)间接叩诊双侧后胸部。

(58)在肩胛线上叩诊双侧肺下界及肺下界移动范围。

(59)听诊双侧后胸部。

(60)听诊双侧语音共振。

(61)触诊脊柱有无畸形和压痛。

(62)检查脊柱叩击痛。

(63)检查双侧肋脊角叩击痛。

5. 腹部

(64)病人仰卧屈膝,双上肢置于躯干两侧,平静呼吸,充分暴露腹部。

(65)视诊腹部外形、皮肤、腹壁静脉和呼吸运动等。

(66)听诊肠鸣音(至少1分钟)、振水音和血管杂音。

(67)叩诊全腹。

(68)沿脐平面叩诊移动性浊音。

(69)肝脏叩击痛检查。

(70)自左下腹开始,沿逆时针至脐部浅触诊全腹。

(71) 自左下腹开始,沿逆时针至脐部深触诊全腹。

(72) 训练病人做加深的腹式呼吸 2～3 次。

(73) 右锁骨中线上单手法触诊肝脏。

(74) 前正中线上单手法触诊肝脏。

(75) 检查肝-颈静脉回流征。

(76) 胆囊点触痛检查。

(77) 双手触诊脾脏。

(78) 检查腹壁反射。

6. 上肢

(79) 正确暴露上肢。

(80) 视诊双上肢皮肤、关节、手指及指甲。

(81) 检查指关节、腕关节、肘关节、肩关节运动。

(82) 检查上肢肌张力。

(83) 检查上肢肌群的肌力。

(84) 检查肱二头肌反射。

(85) 检查肱三头肌反射。

(86) 检查 Hoffmann 征。

7. 下肢

(87) 正确暴露下肢。

(88) 观察双下肢皮肤、关节、趾甲等。

(89) 触诊腹股沟淋巴结,有无肿块、疝等。

(90) 检查跖趾关节、踝关节、膝关节、髋关节运动。

(91) 检查下肢肌张力。

(92) 检查下肢肌群的肌力。

(93) 检查下肢有无水肿。

(94) 触诊双侧足背动脉。

(95) 检查膝腱反射。

(96) 检查跟腱反射。

(97) 检查 Babinski 征。

(98) 检查 Oppenheim 征。

(99) 检查 Gordon 征。

(100) 检查 Kernig 征。

(101) 检查 Brudzinski 征。

8. 步态与脊椎运动

(102)请病人站立行走。

(103)观察步态。

(104)检查颈椎屈、伸、左右侧弯活动情况。

(105)检查腰椎屈、伸、左右侧弯及旋转动作。

注意事项

(1)解释与说明。检查前护士先要向病人做简单的自我介绍,其内容包括姓名、职责和体格检查的目的,通过简短的交谈消除病人的紧张情绪,使双方的关系融洽。然后说明检查的目的、主要内容、所需要的时间等,以取得病人的理解和配合。

(2)预防医源性感染。护士在体格检查开始前必须洗净双手,有条件者最好当着病人的面洗手,并于检查后再次洗手。

(3)检查内容全面系统,重点突出。一般来说,全身体格检查的内容应该包括身体各系统体格检查的所有项目。由于体格检查通常于问诊之后进行,因此,在临床实践中还要结合病人的具体情况在全面系统检查的基础上有所侧重。

(4)检查过程规范有序。为减少病人的不适和不必要的体位变动,同时亦为了方便护士的操作,提高体格检查的效率和速度,不同卧位者的检查顺序有所不同。

(5)体格检查的动作要轻柔、规范和准确。

(6)手脑并用。检查过程中应边检查边思考,将检查结果结合病理解剖、病理生理以及其他基础医学的知识进行综合、分析和推理,以确认检查结果是否异常及其可能的原因。

(7)把握检查的进度和时间,一般应尽量在30～40分钟内完成,初学者可适当延长。

体检流程

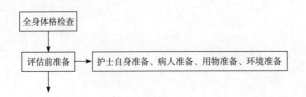

实验十三 全身体格检查

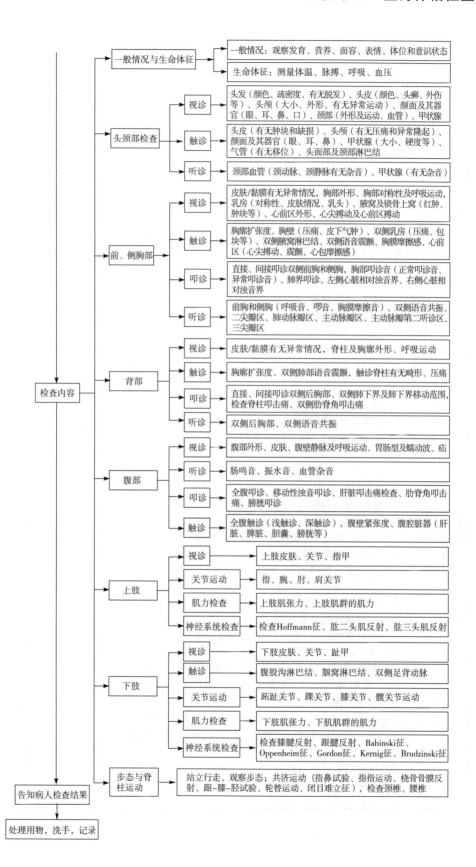

全身体格检查质量考核标准

项目	项目内容及顺序	满分	扣分及说明	得分
评估	患者一般情况：病情、意识、治疗、心理状态及合作情况等(2分)	2		
准备质量标准	1. 受检者准备：核对病人,解释检查目的。受检者取合适体位,做好相应准备工作(1分) 2. 护士准备：衣着整齐,仪表端庄,修剪指甲,洗手(0.5分) 3. 用物准备：体温表、听诊器、血压计、压舌板、皮尺、直尺(2个)、棉签、叩诊锤、手电筒、弯盘、治疗盘、手消毒液、记录板、记录纸等(只准备所需用物)(1分) 4. 环境准备：温暖、舒适、光线明亮,关好门窗,无对流风,注意保护病人隐私(0.5分)	3		
操作质量标准	一般情况与生命体征： 1. 观察发育、营养、面容、表情和意识状况(1分) 2. 测量体温(腋温,10分钟)(0.5分) 3. 触诊桡动脉至少30秒(0.5分) 4. 视诊呼吸频率及类型,至少30秒(0.5分) 5. 测量右上肢血压(0.5分)	3		
	头颈部： 1. 观察头部外形、毛发分布、有无异常运动等(0.5分) 2. 触诊头颅(0.5分) 3. 视诊颜面和双眼(0.5分) 4. 检查下睑结膜、球结膜和巩膜(0.5分) 5. 检查上睑结膜、球结膜和巩膜(0.5分) 6. 检查双侧角膜反射(0.5分) 7. 检查双侧瞳孔大小和形状(1分) 8. 检查瞳孔直接与间接对光反射(1分) 9. 检查双眼近视力(0.5分) 10. 视诊双侧外耳、耳郭和耳后区(0.5分) 11. 触诊双侧乳突(0.5分) 12. 检查双耳粗听力(0.5分) 13. 视诊鼻外形(0.5分) 14. 检查左、右鼻道通畅情况(0.5分) 15. 观察鼻前庭和鼻中隔(0.5分) 16. 检查双侧额窦、筛窦、上颌窦有无压痛(1分) 17. 视诊口唇(0.5分) 18. 借助压舌板检查颊黏膜、牙、牙龈、舌、硬腭、口底和口咽部,包括软腭、腭垂、扁桃体和咽后壁等(1分) 19. 暴露颈部(0.5分) 20. 视诊颈部外形、颈静脉和颈动脉(0.5分) 21. 触诊双侧耳前、耳后、枕后、颌下、颏下、颈前、颈后及锁骨上淋巴结(2分) 22. 配合吞咽动作,视诊甲状腺(1分) 23. 配合吞咽动作,触诊甲状腺(1分) 24. 触诊气管位置(1分)	17		

续表

项目		项目内容及顺序	满分	扣分及说明	得分
操作质量标准	前、侧胸部	1. 暴露胸部(0.5分) 2. 观察胸部外形(护士从前、后、左、右对病人胸廓形态进行全面、详细的视诊检查)、对称性(对比病人胸廓左右两侧,观察前后径与左右径比例及胸廓形状)、营养状态、静脉、肋间隙、皮下气肿、皮肤和呼吸运动(主要呼吸形式、测出呼吸频率、描述呼吸节律)(1.5分) 3. 视诊双侧乳房(0.5分) 4. 触诊左、右乳房(4个象限及乳头)(1分) 5. 触诊双侧腋窝淋巴结(5群)(2分) 6. 触诊双侧胸廓扩张度(双手触诊,自上而下,双侧对比)(1分) 7. 触诊双侧肺部语音震颤(自上而下,双侧对比)(1分) 8. 直接叩击双侧前胸和侧胸(自上而下,双侧对比)(0.5分) 9. 间接叩击双侧前胸和侧胸(自上而下,双侧对比)(0.5分) 10. 听诊双侧前胸和侧胸(自上而下,双侧对比)(1分) 11. 听诊双侧语音共振(自上而下,双侧对比)(1分)。肺部听诊5种主要音的名称:①正常呼吸音;②异常呼吸音;③啰音;④语音共振;⑤胸膜摩擦音 12. 从切线方向视诊心尖、心前区搏动(0.5分) 13. 用两步法触诊心尖搏动(0.5分) 14. 触诊心前区(0.5分) 15. 叩诊左侧心脏相对浊音界(0.5分) 16. 叩诊右侧心脏相对浊音界(0.5分) 17. 听诊二尖瓣区(频率、节律、心音、杂音和摩擦音)(1分) 18. 听诊肺动脉瓣区(心音、杂音)(1分) 19. 听诊主动脉瓣区(心音、杂音)(1分) 20. 听诊主动脉瓣第二听诊区(心音、杂音)(1分) 21. 听诊三尖瓣区(心音、杂音)(1分)	18		
	背部	1. 请病人坐起,充分暴露背部(0.5分) 2. 视诊脊柱、胸廓外形及呼吸运动(0.5分) 3. 触诊胸廓扩张度(0.5分) 4. 触诊双侧肺部语音震颤(肩胛间区、肩胛下间区)(0.5分) 5. 病人双上肢交叉抱肩(0.5分) 6. 直接叩诊双侧后胸部(0.5分) 7. 间接叩诊双侧后胸部(0.5分) 8. 在肩胛线上叩诊双侧肺下界及肺下界移动范围(1分) 9. 听诊双侧后胸部(0.5分) 10. 听诊双侧语音共振(1分) 11. 触诊脊柱有无畸形和压痛(1分) 12. 检查脊柱有无叩击痛(0.5分) 13. 检查双侧肋脊角有无叩击痛(0.5分)	8		

续表

项目		项目内容及顺序	满分	扣分及说明	得分
操作质量标准	腹部	1. 病人取仰卧屈膝位,双上肢置于躯干两侧,平静呼吸,充分暴露腹部(0.5分) 2. 视诊腹部外形、皮肤、腹壁静脉、呼吸运动等(2分) 3. 听诊肠鸣音(至少1分钟)、振水音及血管杂音(0.5分) 4. 叩诊全腹(1分) 5. 沿脐平面先左后右叩诊移动性浊音(2分) 6. 检查肝脏叩诊叩击痛(1分) 7. 自左下腹开始,沿逆时针方向至脐部浅触诊全腹部(0.5分) 8. 自左下腹开始,沿逆时针方向至脐部深触诊全腹部(1分) 9. 训练患者做加深的腹式呼吸2～3次(0.5分) 10. 在右锁骨中线上用单手法触诊肝脏(1分) 11. 在前正中线上用单手法触诊肝脏(1分) 12. 检查肝-颈静脉回流征(1分) 13. 作胆囊点触痛检查(1分) 14. 用双手法触诊脾脏(1分) 15. 检查腹壁反射(1分)	15		
	上肢	1. 正确暴露上肢(0.5分) 2. 观察上肢皮肤、关节、手指及指甲等(0.5分) 3. 检查指关节、腕关节、肘关节、肩关节运动(2分) 4. 检查上肢肌张力(0.5分) 5. 检查上肢肌群的肌力(0.5分) 6. 检查肱二头肌反射(0.5分) 7. 检查肱三头肌反射(0.5分) 8. 检查Hoffmann征(0.5分)	5.5		
	下肢	1. 正确暴露下肢(0.5分) 2. 观察双下肢皮肤、关节、趾甲等(0.5分) 3. 触诊腹股沟淋巴结,有无肿块、疝等(0.5分) 4. 检查跖趾关节、踝关节、膝关节、髋关节运动(1分) 5. 检查下肢肌力(0.5分) 6. 检查下肢肌群的肌力(0.5分) 7. 检查下肢有无水肿(0.5分) 8. 触诊双侧足背动脉(0.5分) 9. 检查膝腱反射(0.5分) 10. 检查跟腱反射(0.5分) 11. 检查Babinski征(1分) 12. 检查Oppenheim征(1分) 13. 检查Gordon征(1分) 14. 检查Kernig征(1分) 15. 检查Brudzinski征(1分)	10.5		

续表

项目	项目内容及顺序	满分	扣分及说明	得分
操作质量标准	步态与脊椎运动：1. 请病人站立行走(0.5分) 2. 观察步态(1.5分) 3. 共济运动：指鼻试验(0.5分)、指指运动(0.5分)、桡骨骨膜反射(0.5分)、跟-膝-胫试验(0.5分)、轮替运动(0.5分)、闭目难立征(0.5分) 4. 检查颈椎屈、伸、左右侧弯活动情况(0.5分) 5. 检查腰椎屈、伸、左右侧弯及旋转动作(0.5分)	6		
终末质量标准	1. 患者安置(1分) 2. 用物处置(1分) 3. 洗手记录(1分) 4. 操作完毕及时汇报体检结果(1分)	4		
理论评价	回答问题正确完整(提问内容：该体检项目的正常表现、异常表现及其临床意义)(3分)	3		
总体评价	1. 爱伤观念(1分) 2. 职业防护意识(1分) 3. 检查方法熟练流畅(1分) 4. 护患沟通(1分) 5. 应变能力(1分)	5		
总分				

注：1. 在上体检实验课的第一天就学习这个考核评分标准。

2. 以下情况下不给考试：①未穿好医士服、未戴护士帽、衣着不整齐者；②未修剪指甲或涂指甲油者；③戴手镯、戒指、长耳环者(耳钉可以戴)。

3. 扣分及说明：①每遗漏一项扣0.5分；②每项顺序安排不当扣0.25分；③每项手法及部位不正确扣0.25分。

练习题

【问答题】

1. 全身体格检查的顺序原则是什么？
2. 体格检查的注意事项有哪些？

实验十四　血常规、尿常规与大便常规实验室检查

案例导入

病人，女性，58岁，因"肾衰竭伴发热"收住肾内科。血常规检查：血红蛋白量85 g/L，白细胞 2.4×10^9/L，血小板 78×10^9/L，血沉 112 mm/h，血清总蛋白单位118 g/L，血涂片中红细胞呈缗线状排列。

问题：该病人可能的诊断是什么？血常规检查主要指标的参考值范围是什么？

学习目标

掌握实验室检查中三大常规（血常规、尿常规和大便常规）主要指标结果的正常值及其临床意义。

评估前准备

(1)护士自身准备：衣帽整洁，修剪指甲，洗手，戴口罩。

(2)病人准备：包括评估和解释两个方面。

①评估：病人的病情、临床诊断、治疗状况（培养标本，尤其要评估抗生素使用情况）、需要检查的项目、意识状态、心理状况、沟通交流及合作能力等。

②解释：向病人及家属解释标本采集的目的、方法和配合要点。

(3)用物准备：根据所采集标本的类型进行准备。

(4)环境准备：清洁、安静、温湿度适宜，光线充足，必要时用屏风或围帘遮挡。

实验十四　血常规、尿常规与大便常规实验室检查

>>> **评估标本采集的结果**

一、血液常规检查

1. 血液常规检查主要指标的参考区间

项目	单位	性别	参考区间
红细胞检查			
红细胞计数	$\times 10^{12}$/L	男 女	4.3～5.8 3.8～5.1
血红蛋白	g/L	男 女	130～175 115～150
血细胞比容	L/L	男 女	0.40～0.50 0.35～0.45
平均红细胞容积	fl	男/女	82～100
平均红细胞血红蛋白含量	pg	男/女	27～34
平均红细胞血红蛋白浓度	g/L	男/女	316～354
白细胞检查			
白细胞计数	$\times 10^9$/L	男/女	3.5～9.5
中性粒细胞百分数	%	男/女	40～75
淋巴细胞百分数	%	男/女	20～50
嗜酸性粒细胞百分数	%	男/女	0.4～8.0
嗜碱性粒细胞百分数	%	男/女	0～1
单核细胞百分数	%	男/女	3～10
中性粒细胞绝对值	$\times 10^9$/L	男/女	1.8～6.3
淋巴细胞绝对值	$\times 10^9$/L	男/女	1.1～3.2
嗜酸性粒细胞绝对值	$\times 10^9$/L	男/女	0.02～0.52
嗜碱性粒细胞绝对值	$\times 10^9$/L	男/女	0～0.06
单核细胞绝对值	$\times 10^9$/L	男/女	0.1～0.6
血小板检查			
血小板计数	$\times 10^9$/L	男/女	125～350

2. 血细胞检查的临床意义

分类	功能	临床意义
红细胞计数及血红蛋白浓度测定	运输氧和二氧化碳	增多:①相对性增多:见于严重呕吐、腹泻、大量出汗、大面积烧伤、尿崩症、糖尿病酮症酸中毒等;②绝对性增多:见于原发性红细胞增多和继发性红细胞增多(胎儿、高原地区居民、阻塞性肺气肿、肺源性心脏病等)。减少:贫血。
白细胞	消灭病原体、消除过敏原、参与免疫反应等,以维护机体的健康	①中性粒细胞:增多见于急性感染、严重组织损伤或大量血细胞破坏、急性大出血、急性中毒等;减少见于某些感染、血液病、脾功能亢进、自身免疫性疾病等。②嗜酸性粒细胞:增多见于过敏性疾病、肠道寄生虫感染、血液病等;减少见于伤寒、副伤寒、手术后严重组织损伤等。③嗜碱性粒细胞:增多见于慢性髓细胞白血病等。④淋巴细胞:增多见于某些细菌或病毒感染(如风疹、流行性腮腺炎、病毒性肝炎、百日咳、结核等)、组织移植后的排斥反应、淋巴细胞白血病、再生障碍性贫血等;减少见于应用肾上腺皮质激素或促肾上腺皮质激素等。
血小板	止血	减少:见于血小板生成障碍(如再生障碍性贫血、白血病等)、血小板破坏或消耗亢进(如弥散性血管内凝血等)和血小板分布异常(如肝硬化等)。增多:见于原发性增多(如慢性髓细胞白血病等)和反应性增多(如急性或慢性炎症等)。

3. 贫血的形态学分类

分类	MCV (80~100 fl)	MCH (27~34 pg)	MCHC (320~360 g/L)	病因
正细胞性贫血	82~100	27~34	316~354	再生障碍性贫血、急性失血性贫血、多数溶血性贫血、骨髓病性贫血
大细胞性贫血	>100	>34	316~354	缺乏叶酸和(或)维生素B_{12}引起的巨幼细胞性贫血
单纯小细胞性贫血	<82	<27	316~354	慢性感染、炎症、肝病、恶性肿瘤引起的贫血
小细胞低色素性贫血	<82	<27	<316	缺铁性贫血、铁粒幼细胞贫血

二、尿液常规检查

1. 尿量

参考区间:成年人24小时尿量为1000~2000 ml。

临床意义:①尿量增多:成年人24小时尿量多于2500 ml为多尿,病理性多尿见于肾脏疾病、心血管疾病、内分泌疾病等。②尿量减少或无尿:成人24小时尿量少于400 ml或者每小时尿量持续少于17 ml为少尿;24小时尿量少于100 ml为无尿,常见于休克、慢性肾炎急性发作、尿路梗阻等。

2. 尿液外观

参考区间:淡黄色、清晰透明。

临床意义:①无色:见于尿量增多。②淡红色或红色:每升尿液中含血量超过1 ml,呈肉眼血尿,如外观无明显变化,但离心沉淀后红细胞超过3个/HP,称为镜下血尿。见于泌尿系统炎症、结核、肿瘤等。③茶色或酱油色:为血红蛋白尿,可见于阵发性睡眠性血红蛋白尿、蚕豆病、血型不合的输血反应等。④深黄色:常见于梗阻性黄疸或肝细胞性黄疸,服用呋喃唑酮等药物。⑤乳白色:常见的有脓尿和菌尿、脂肪尿、乳糜尿等。⑥浑浊:尿液中含有大量细胞、细菌、结晶、乳糜液等。

3. 尿液气味

参考区间:健康人新鲜尿液有微弱芳香气味,并受食物影响。

临床意义:新排出的尿液即有氨臭味提示有慢性膀胱炎或慢性尿潴留;蒜味提示有机磷杀虫剂中毒;鼠臭味提示苯丙酮尿症;糖尿病酮症酸中毒时尿液呈烂苹果味。

4. 尿比密

参考区间:成人尿比密在普通膳食条件下正常值为1.015~1.025,晨尿最高,一般大于1.020。婴幼儿偏低。

临床意义:①增高见于急性肾小球肾炎、脱水、出汗过多等;②减少见于大量饮水、尿崩症、肾衰竭等。

5. 尿液有形成分检查

参考区间:①红细胞:玻片法0~3个/HP,定量检查0~5个/μl;②白细胞:玻片法0~5个/HP,定量检查0~10个/μl;③肾小管上皮细胞:无;④移行上皮细胞:少量;⑤鳞状上皮细胞:少量;⑥透明管型:0~1个/HP;⑦病理管型:无;⑧结晶:可见磷酸盐、草酸钙、尿酸等生理性结晶。

(1)细胞。

①红细胞:见于泌尿系统炎症、肿瘤、结核、结石、创伤以及肾移植排异、出血性疾病、前列腺炎、盆腔炎等。

②白细胞:见于肾盂肾炎、膀胱炎和尿道炎;女性阴道炎、宫颈炎及附件炎时,可因分泌物进入尿中而引起白细胞增多。

③上皮细胞:a.鳞状上皮细胞:正常尿中可见少量,无临床意义,如大量出现同时伴有白细胞增多,应考虑泌尿生殖系炎症;b.移形上皮细胞:在肾盂、输尿管或膀胱颈部炎症时可增多;c.肾小管上皮细胞:急性肾小球肾炎、肾移植术后及肾小管损伤时可见到。

(2)管型。

①透明管型:正常成人浓缩尿中可偶见。剧烈运动、发热、麻醉、心功能不全时,尿中可出现透明管型。急性和慢性肾小球肾炎、肾病、肾盂肾炎、肾淤血时,尿中可见增多。

②细胞管型:为含有细胞成分的管型,按细胞类别可分为:a.红细胞管型:提示肾单位内有出血,可见于急性肾小球肾炎、慢性肾炎急性发作、急性肾小管坏死、肾出血、肾移植术后产生排异反应、狼疮性肾炎等;b.白细胞管型:提示肾实质有活动性感染,可见于急性肾盂肾炎、间质性肾炎等;c.肾上皮细胞管型:提示肾小管病变,如急性肾小管坏死及重金属、化学物质、药物中毒等。

③颗粒管型:见于肾实质性病变,如急性和慢性肾小球肾炎、肾病、肾动脉硬化等。药物中毒损伤、肾小管及肾移植术发生急性排异反应也可见。

④脂肪管型:见于慢性肾炎,尤多见于肾病综合征。

⑤蜡样管型:见于慢性肾小球肾炎晚期、肾功能不全及肾淀粉样变性等。

⑥肾衰竭管型:又称宽大管型,见于慢性肾衰竭病人,提示预后不良。

⑦细菌管型:含大量细菌、真菌、白细胞的管型,见于感染性肾脏疾病。

(3)结晶:一般无临床意义,若经常出现于新鲜尿中并伴有红细胞增多,应怀疑结石的可能。

三、粪便常规检查

1. 一般性状

正常成人排出的粪便为黄褐色软便,婴儿粪便可为黄色或金黄色。

(1)黏液便:正常人粪便可有少量黏液均匀混合于粪便之中。小肠炎症时黏液较多,均匀地混于粪便之中;大肠炎症时黏液不易与粪便混合;直肠炎症时黏液附着于粪便表面。单纯性黏液无色透明;细菌性痢疾、阿米巴痢疾时,分泌的脓性黏液便呈黄白色不透明状。

(2)脓性及脓血便:痢疾、溃疡性结肠炎、结肠或直肠癌等病变时,常排脓性及脓血便,阿米巴痢疾以血便为主,血中带脓,呈暗红色果酱样;细菌性痢疾以黏液及脓为主,脓中带血,多呈鲜血状。

(3)黑便及柏油样便:上消化道出血量达 50~75 ml 时可出现黑便,粪便隐血试验强阳性;若出血量较大,持续 2~3 天,则可为黑色、发亮的柏油样便。服用铁剂、铋剂、活性炭等也可排出黑便,但无光泽,隐血试验阴性。

(4)白陶土样便:粪便呈黄白色陶土样,见于梗阻性黄疸。钡餐胃肠道造影术后粪便也可呈白色或黄白色。

(5)鲜血便:见于直肠息肉、直肠疮、肛裂及痔疮等。痔疮时常在排便后有鲜血滴落,患其他疾病时鲜血附着于粪便表面。

(6)水样便:多由于肠蠕动亢进或肠黏液分泌过多所致。伪膜性肠炎时常排出大量稀汁样便,并含有膜状物;艾滋病病人伴发肠道隐孢子虫感染时,可排出稀水样便;霍乱弧菌感染时可排出米泔水样便;小儿肠炎时粪便呈绿色稀糊状。

2. 隐血试验

阳性结果对消化道出血有重要诊断价值。

注意事项

(1)标本采集前注意饮食、情绪、体力活动、体位、药物、检验申请的完整性和准确性的影响。

(2)标本采集中注意病人的核对及应用止血带时长,注意避免溶血标本、高脂肪血液标本、标本污染等情况的发生。

(3)标本采集后注意保持标本完整性,及时送检,保证标本新鲜。

(4)注意非病理性因素所导致的异常值,及时给予病人及家属健康指导。

练习题

【选择题】

(一)单选题

1. 网织红细胞显著降低见于( )
    A. 再生障碍性贫血　　B. 缺铁性贫血　　C. 巨幼细胞贫血
    D. 溶血性贫血　　　　E. 铁粒幼细胞贫血

2. 中性粒细胞增多最常见于( )
    A. 广泛的组织损伤　　B. 剧烈运动　　　C. 急性中毒
    D. 急性溶血　　　　　E. 急性感染

3. 再生障碍性贫血属于( )
    A. 大细胞性贫血　　　B. 正细胞性贫血　　C. 小细胞性贫血

D. 单纯小细胞性贫血　E. 小细胞低色素性贫血

4. 最能反映肾脏浓缩功能的是(　　)

　　A. 尿比密　　　　　B. 尿红细胞　　　　C. 尿白细胞
　　D. 尿蛋白质　　　　E. 尿管型

5. 粪便隐血试验持续阳性常见于(　　)

　　A. 消化道溃疡　　　B. 肠炎　　　　　　C. 胃炎
　　D. 胃癌　　　　　　E. 食用动物血

6. 尿液标本冷藏最好不要超过的时间为(　　)

　　A. 2 小时　　　　　B. 6 小时　　　　　C. 10 小时
　　D. 16 小时　　　　 E. 24 小时

(二) 多选题

7. 中性粒细胞增多见于(　　)

　　A. 心肌梗死　　　　B. 安眠药中毒　　　C. 宫外孕大出血
　　D. 阑尾炎　　　　　E. 慢性粒细胞白血病

8. 尿比密增高见于(　　)

　　A. 高热脱水　　　　B. 糖尿病　　　　　C. 慢性肾衰竭
　　D. 尿崩症　　　　　E. 肾病综合征

【问答题】

1. 红细胞及血红蛋白增多有何临床意义？
2. 粪便隐血试验标本采集方法及其临床意义是什么？

实验十五　常规心电图机的操作

案例导入

病人,女性,80岁,因"反复胸闷、心悸、气喘10年,再发3天"入院,心电图示:窦性心律,频率65次/分,P-R间期0.14秒,QRS间期0.10秒,示不完全型右束支传导阻滞。电轴右偏超过110°,Ⅱ、Ⅲ、aVF导联呈qR型,V_5、V_6导联呈rS型。

问题:该病人可能的诊断是什么?心电轴发生偏移的临床意义是什么?

学习目标

(1)掌握12导联电极的安放位置及心电图的评析方法。
(2)掌握常规心电图机的操作步骤。
(3)掌握心电图操作过程的注意事项。

评估前准备

(1)护士自身准备:衣帽整齐,仪表端庄,修剪指甲,洗手。
(2)病人准备:按申请单核对病人的床号和姓名,嘱病人休息片刻,仰卧于检查床,平静呼吸、四肢平放、肌肉放松,描记过程中不可移动四肢及躯体。除急症外,一般应避免于饱餐或吸烟后检查。
(3)用物准备:心电图机、电源线、导联线、酒精棉球、导电糊、弯盘、大毛巾和心电图纸,检查心电图机功能是否完好。
(4)环境准备:①保持室内温暖,以免寒冷刺激引起肌电干扰。②检查床不宜过窄,以保证病人卧躺舒适,以免肢体紧张产生肌电干扰。③检查床旁不要摆放其他电器用具。④心电图机的电源线应尽可能远离检查床和导联电线。

评估内容及步骤

(1)设定心电图机:连接心电图机电源线,打开电源并选择交流电源,设定走纸速度为25 mm/s,定准电压为10 mm/mV,必要时按下抗交流电干扰键(HUM)或去肌颤滤波键(EMG)。预热5分钟。

(2) 受试者安静平卧,使全身肌肉松弛。

(3) 安放电极:先用酒精棉球脱脂相应部位,再涂上导电糊,在准确位置安放导联,导联放置完毕后为病人盖上大毛巾。

表 15-1 标准 12 导联心电图电极安放位置一览表

导联名称	导联安放位置
R	位于右臂腕关节上方(屈侧)约 3 cm 处
L	位于左臂腕关节上方(屈侧)约 3 cm 处
RL	位于右小腿下段内踝上方约 3 cm 处
LL	位于左小腿下段内踝上方约 3 cm 处
V_1	位于胸骨右缘第 4 肋间
V_2	位于胸骨左缘第 4 肋间
V_3	位于 V_2 和 V_4 连线的中点
V_4	位于左锁骨中线与第 5 肋间相交处
V_5	位于左腋前线 V_4 水平处
V_6	位于左腋中线 V_4 水平处

(4) 调节基线:旋动基线调节旋钮,使基线位于适当位置。

(5) 输入标准电压:打开输入开关,将热笔预热 10 分钟后,重复按动 1 mV 定标电压按钮,再调节灵敏度(或增益)旋钮,标准方波上升边为 10 mm。开动记录开关,记下标准电压曲线。

(6) 记录心电图:旋动导联选择Ⅰ,打开输入开关,记录 4~5 个波形,关上输入开关;依次记录Ⅰ、Ⅱ、Ⅲ、aVR、aVL、aVF、V_1、V_2、V_3、V_4、V_5、V_6 等 12 个导联的心电图。

(7) 记录完毕,应解松电极,洗净擦干。

(8) 取下记录纸,标出导联、受试者姓名、年龄、性别及描记日期和时间。

(9) 归置用物:关闭心电图机,拔下电源,移去大毛巾,去除、整理并归置电极板与导联线。

注意事项

(1) 为了获得一份质量合格的心电图,除了心电图机性能必须合格以外,还要求环境符合条件,病人能够配合,操作方法正确。

(2) 应该用导电糊(剂型分为糊剂、霜剂和溶液等)涂擦放置电极处的皮肤,而不应该只把导电糊涂在电极上。

(3) 电极应安放在肌肉较少的部位。

(4)若无自动描记 1 mV 定标方波的热笔式心电图机,在记录心电图之前必须先描记方波,以便观察心电图机各导联的同步性、灵敏度、热笔温度是否适当,必要时可按心电图机使用说明加以调整,以后每次变换增益后都要再描记一次定标方波。方波勿过宽(约 0.16 秒),尽可能与 P、QRS、T 波不重叠。

(5)电极安置:①女性乳房下垂者应托起乳房,将 V_3、V_4、V_5 电极安放在乳房下缘胸壁上,而不应该安置在乳房上。②必要时应加做其他胸壁导联,描记 V_7、V_8、V_9 导联心电图时,必须取仰卧位,而不应该在侧卧位时描记心电图。因此,背部的电极最好用扁平的吸杯电极,或临时贴一次性心电监护电极并连接导线代替,并在胸壁各导联部位用色笔、龙胆紫或反射治疗标记用的皮肤墨水作上标记,使电极定位准确,以便以后动态比较。③疑有右位心或右心梗死者,应加做 V_2R、V_3R、V_4R 导联。④不可将接左、右下肢的电极都接在一侧下肢。

(6)在变换导联时,必须先将输入开关关上,待变换后再打开。每换一导联,均须观察基线是否平稳及有无干扰。如基线不稳定或有干扰存在,须在调整或排除后再行记录。

(7)不论使用哪一种机型的心电图机,为了减少心电图波形失真,应该尽量不使用交流电滤波或"肌滤波"。

(8)用手动方式记录心电图时,每次切换导联后,必须等到基线稳定后再启动记录纸,每个导联记录的长度不应少于 3~4 个完整的心动周期(即需记录 4~5 个 QRS 综合波)。

(9)遇到下列情况时,应及时处理:①如果发现某个胸壁导联有无法解释的异常 T 波或 U 波,则应检查相应的胸壁电极是否松动脱落,若该电极固定良好而部位恰好在心尖搏动最强处,则可重新处理该处皮肤或更换质量较好的电极。若仍无效,则可试将电极的位置稍微偏移一些,此时若波形变为完全正常,则可认为这种异常的 T 波或 U 波是由心脏冲撞胸壁,使电极的极化电位发生变化而引起的伪差。②如果发现Ⅲ和/或 aVF 导联的 Q 波较深,则应在深呼气后屏住气时,立即重复描记这些导联的心电图。若此时 Q 波明显变浅或消失,则可考虑先前的 Q 波较深为横膈抬高所致;反之,若 Q 波仍较深而宽,则不能排除有下壁心肌梗死的可能。③如发现心率>60 次/分而 PR>0.22 秒,则应取坐位再记录几个肢体导联心电图,以便确定是否有房室阻滞。

体检流程

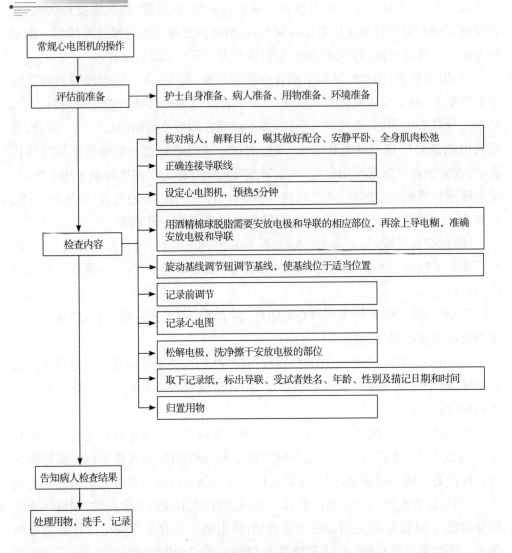

常规心电图机操作技术质量考核标准

项目	项目内容及顺序	满分	扣分及说明	得分
评估	1. 询问病人健康史(4分) 2. 观察一般情况、意识状态等(2分) 3. 病人心理状态及合作情况(2分) 4. 环境及用物的评估(2分)	10		

续表

项目	项目内容及顺序	满分	扣分及说明	得分
准备质量标准	1. 护士自身准备：衣帽整洁,仪表端庄,态度和蔼,洗手(2分) 2. 用物准备：检查心电图机;检查床的宽度不应窄于 80 cm(3分) 3. 病人准备：核对床号、姓名,解释目的、如何配合;皮肤处理,预先清洁皮肤或剃毛(3分) 4. 环境准备(2分)： (1)安静、温暖、光线适宜、关门窗、置屏风 (2)使用交流电源的心电图机必须接可靠的专用地线(接地电阻应低于 0.5 Ω) (3)放置心电图机的位置应使其电源线尽可能远离检查床和导联电缆	10		
操作质量标准	1. 核对病人(2分) 2. 解释目的,嘱其做好配合(3分) 3. 正确连接导联线(3分) 4. 设定心电图机,预热 5 分钟(3分) 5. 受试者安静平卧,使全身肌肉松弛(3分) 6. 用酒精棉球脱脂需要安放电极的相应部位,再涂上导电糊,准确安放导联(10分) 7. 调节基线,旋动基线调节钮,使基线位于适当位置(3分) 8. 记录前调节(3分) 9. 记录心电图(10分) 10. 松解电极,洗净擦干电极放置的部位(3分) 11. 取下记录纸,标出导联、受试者姓名、年龄、性别及描记日期和时间(3分) 12. 归置用物：按钮复原,关闭心电图机,整理电极板与导联线(4分)	50		
终末质量标准	1. 病人安置(2分) 2. 操作顺序和方法正确(6分) 3. 洗手、记录(2分)	10		
理论评价	正常心电图的波段组成,常规心电图操作的注意事项等(10分)	10		
总体评价	1. 爱伤观念(2分) 2. 职业防护意识(2分) 3. 操作熟练流畅(2分) 4. 护患沟通(2分) 5. 应变能力(2分)	10		
总分				

练习题

【选择题】

(一)单选题

1. 描记心电图时,若发现病人有心律失常需增加描记长度,首选的导联是( )

   A. Ⅱ导联和V_1导联　　B. Ⅰ导联和V_2导联　　C. Ⅲ导联和V_3导联

   D. Ⅱ导联和V_4导联　　E. Ⅰ导联和Ⅱ导联

2. 心电图V_1导联电极放置的位置是( )

   A. 胸骨左缘第5肋间　　B. 胸骨右缘第2肋间　　C. 胸骨左缘第2肋间

   D. 胸骨右缘第4肋间　　E. 胸骨左缘第4肋间

3. 二度Ⅰ型房室传导阻滞最主要的诊断依据是( )

   A. P波与QRS波群无关　　　　B. P-R间期逐次延长加QRS波群漏搏

   C. P-P间期逐次延长　　　　　D. R-R间距逐次缩短

   E. P-R间期恒定

4. 分析过渡波形在心前区导联出现的位置,其目的是为了判断( )

   A. 是否为窦性心律　　　　　B. 有无钟向转位及其类型

   C. 有无电轴偏移　　　　　　D. 有无心室肥大

   E. 有无心肌缺血

5. 在心电图描记过程中嘱病人屏气,主要用于( )

   A. 情绪紧张者　　　　　　　B. 对心电图基线影响明显者

   C. 呼吸对心动周期影响明显者　D. 因寒冷抖动者

   E. 情绪亢进者

6. 在心电图描记过程中发现胸导联心电图振幅太高,正确的处理方法为( )

   A. 继续描记　　　　　　　　B. 将所有导联的定准电压调至1/2

   C. 将所有导联的定准电压调至1/3　D. 将胸导联的定准电压调至1/2

   E. 将胸导联的定准电压调至1/3

(二)多选题

7. 描记心电图时,病人应( )

   A. 平静呼吸　　　B. 四肢平放　　　C. 肌肉紧绷

   D. 控制咳嗽　　　E. 不可移动肢体

8. 心电图检查适用于( )

   A. 诊断心律失常

B. 明确心肌梗死的性质、部位和分期

C. 反映心房、心室肥大的情况

D. 为电解质紊乱的诊断提供依据

E. 监测心力衰竭

【问答题】

1. 正常心电图由哪些波段组成？各反映心脏电活动的哪个部分？
2. 心电图电轴发生左偏和右偏常见于何种疾病？
3. 动态心电图常用导联及电极放置在人体哪些部位？

实验十六　心理与社会评估

案例导入

病人,女性,36岁,公务员,家庭和睦,婚姻美满,体检确诊为晚期肺癌,病人在医院情绪激动,否认诊断结果,继而流泪不止,陷入绝望情绪。

问题:如何对病人的心理情绪进行评估?除心理情绪的评估外,还需要评估哪些内容?

学习目标

(1)掌握心理与社会评估的主要内容、常用方法及相关内容的基本概念。
(2)描述心理与社会评估常见异常表现的主要特点,解释其临床意义。
(3)在护理实践中体现对病人的人文关怀。

评估前准备

病人准备、护士自身准备和环境准备参见"实验一"。
用物准备:临床常用心理与社会评估量表。

评估方法及步骤

一、评估方法

1. 观察法

观察法是一种有目的、有计划地通过对被观察者的行为表现直接或间接地进行考察、记录和分析的方法。护士在心理评估过程中,可以通过观察所得到的关于病人行为表现的印象,推测病人的心理活动过程及个性心理特征等,包括自然观察法和控制观察法。

2. 会谈法

会谈法也称访谈法,是一种通过面对面的谈话方式所进行的评估方法,也是心理社会评估中最常用的一种方法,包括自由式会谈和结构式会谈。

3. 心理测量学方法

心理测量学方法是依据心理学的原理和技术，利用心理测量工具，如标准化测验或量表，对个体的外显行为进行观察或评定，并将结果按数量或类别加以描述的过程，包括心理测验法和评定量表法。后文列举了临床常用的一些评估量表，具体见附表 16-1 至附表 16-4。

4. 医学检测法

主要用于心理评估，其内容包括对病人进行体格检查和实验室检查，如测量体温、脉搏、呼吸和血压，测定血液中肾上腺皮质激素的浓度等。检测结果可为心理评估提供客观依据，并对通过会谈法、观察法或心理测量学方法收集到的资料的真实性和准确性进行验证。

二、评估内容

1. 心理评估

心理评估的内容包括认知功能、情绪与情感、应激与应对、健康行为、自我概念和精神信仰。

2. 社会评估

社会评估的内容包括角色、家庭、文化和环境。

三、评估步骤

(1) 确定评估目的。
(2) 了解病人的一般情况。
(3) 对发现的重点问题和特殊问题进行详细、深入的了解与评估。
(4) 将收集到的资料进行整理、分析和判断。

注意事项

(1) 护士需具有严肃、认真、审慎的工作态度，对待病人应热情、耐心、细致，并尊重病人。
(2) 护士需经过心理评估、心理测量学等方面的培训，熟悉各种评估方法的功能、适用范围及特点，选择适合病人的评估方法。
(3) 护士需具备心理学方面的专业知识，熟悉常见疾病特别是精神疾病的症状表现和诊断要点，以便鉴别正常与异常的心理现象。
(4) 护士需熟练掌握分析与评估结果的方法，并对可能影响评估的因素有充分的认识，联系实际客观、正确地解读评估结果。

体检流程

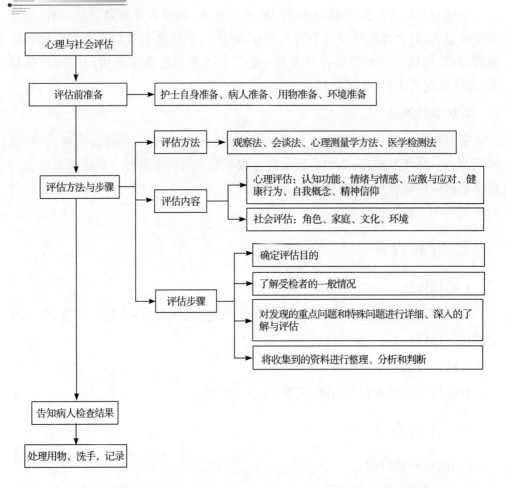

附表 16-1　简易精神状态评价量表（Mini-Mental State Examination，MMSE）

项目					计分	
定向力(10 分)	1.今年是哪一年？				1	0
	现在是什么季节？				1	0
	现在是几月份？				1	0
	今天是几号？				1	0
	今天是星期几？				1	0
	2.你住在哪个省？				1	0
	你住在哪个县(区)？				1	0
	你住在哪个乡(街道)？				1	0
	咱们现在在哪个医院？				1	0
	咱们现在在第几层楼？				1	0

续表

项目		计分					
记忆力(3分)	3.告诉你三种东西,我说完后,请你重复一遍并记住,待会儿还会问你(各1分,共3分)			3	2	1	0
注意力和计算力(5分)	4.100－7＝? 连续减5次(93、86、79、72、65。各1分,共5分。若错了,但下一个答案正确,只记一次错误)	5	4	3	2	1	0
回忆能力(3分)	5.现在请你说出我刚才告诉你让你记住的那些东西			3	2	1	0
语言能力(9分)	6.命名能力 出示手表,问这个是什么东西; 出示钢笔,问这个是什么东西					1 1	0 0
	7.复述能力 我现在说一句话,请跟我清楚地重复一遍("四十四只石狮子")					1	0
	8.阅读能力 ("闭上你的眼睛")请你念念这句话,并按上面意思去做					1	0
	9.三步命令 我给你一张纸,请你按我说的去做,现在开始:"用右手拿着这张纸,用两只手将它对折起来,放在你的左腿上。"(每个动作1分,共3分)			3	2	1	0
	10.书写能力 要求受试者自己写一句完整的句子					1	0
	11.结构能力 (出示图案)请你照上面图案画下来					1	0

量表计分方法:

MMSE由20个问题,共30项组成。每项回答正确计1分,错误或不知道计0分,不适合计9分,拒绝回答或不理解计8分。在积累总分时,8分和9分均按0分计算。判定标准:(1)认知功能障碍:最高得分为30分,分数在27~30分为正常,分数<27分为认知功能障碍。(2)痴呆划分标准:文盲≤17分,小学程度≤20分,中学程度(包括中专)≤22分,大学程度(包括大专)≤23分。(3)痴呆严重程度分级:轻度:MMSE≥21分;中度:MMSE为10~20分;重度:MMSE≤9分。

附表 16-2　抑郁自评量表（Self-Rating Depression Scale, SDS）

题号	条目	没有或很少时间	少部分时间	相当多时间	绝大部分或全部时间
1	我觉得闷闷不乐，情绪低沉	1	2	3	4
2	我觉得一天之中早晨最差	1	2	3	4
3	我一阵阵哭出来或觉得想哭	1	2	3	4
4	我晚上睡眠不好	1	2	3	4
5	我吃的比平常少	1	2	3	4
6	我与异性密切接触时没有以往愉快	1	2	3	4
7	我发觉自己的体重在下降	1	2	3	4
8	我有便秘的苦恼	1	2	3	4
9	我的心跳比平时快	1	2	3	4
10	我无缘无故地感到疲乏	1	2	3	4
11	我的头脑没有平常清楚	1	2	3	4
12	我觉得经常做的事情有困难	1	2	3	4
13	我觉得不安且平静不下来	1	2	3	4
14	我对将来不抱有希望	1	2	3	4
15	我比平常容易生气激动	1	2	3	4
16	我觉得作出决定是困难的	1	2	3	4
17	我觉得自己是个没用的人，没有人需要我	1	2	3	4
18	我的生活过得很没意思	1	2	3	4
19	我认为如果我死了，别人会生活得好些	1	2	3	4
20	平常感兴趣的事我不再感兴趣	1	2	3	4

量表计分方法：

正向计分题按 1、2、3、4 计分；反向计分题（2、5、6、11、12、14、16、17、18、20）按 4、3、2、1 计分。总分乘以 1.25，四舍五入取整数即得标准分，标准分分数越高，表示这方面的症状越严重。一般来说，标准分<50 分者为正常；标准分≥50 分且<60 分为轻微至轻度抑郁；标准分≥60 分且<70 分为中度至重度抑郁；标准分≥70 分为重度抑郁。

附表16-3 焦虑自评量表(Self-Rating Anxiety Scale, SAS)

题号	条目	没有或很少时间	少部分时间	相当多时间	绝大部分或全部时间
1	我觉得平常容易紧张和着急	1	2	3	4
2	我无缘无故地感到害怕	1	2	3	4
3	我容易心里烦乱或觉得惊恐	1	2	3	4
4	我觉得我可能将要发疯	1	2	3	4
5	我觉得一切都不好,会发生什么不幸	1	2	3	4
6	我手脚发抖打战	1	2	3	4
7	我因为头痛、头颈痛和背痛而苦恼	1	2	3	4
8	我感觉容易衰弱和疲乏	1	2	3	4
9	我觉得心烦,不能安静坐着	1	2	3	4
10	我觉得心跳得很快	1	2	3	4
11	我因为一阵阵头晕而苦恼	1	2	3	4
12	我有晕倒发作或觉得要晕倒似的	1	2	3	4
13	我觉得憋气,呼吸不畅	1	2	3	4
14	我手脚麻木和刺痛	1	2	3	4
15	我因为胃痛和消化不良而苦恼	1	2	3	4
16	我常常要小便	1	2	3	4
17	我的手常常是潮湿的	1	2	3	4
18	我脸红发热	1	2	3	4
19	我不易入睡,并且一夜睡得都不好	1	2	3	4
20	我做噩梦	1	2	3	4

量表计分方法:

共含有20个项目,回答选项①没有或很少时间、②少部分时间、③相当多时间、④绝大部分或全部时间,四级评分对应分值为1、2、3、4,其中16个为正向评分,4个为反向评分,20个项目得分之和即为焦虑总分。中国正常人量表协作组规定焦虑总分的正常上限为40分,SAS<40分为无焦虑;40~47分为轻度焦虑;48~55分为中度焦虑;>55分为重度焦虑。

附表16-4　社会支持评定量表(Social Support Rate Scale, SSRS)

1.您有多少关系密切、可以得到支持和帮助的朋友？（只选一项）

(1)一个也没有

(2)1~2个

(3)3~5个

(4)6个或6个以上

2.近一年来您：（只选一项）

(1)远离家人，且独居一室

(2)住处经常变动，多数时间和陌生人住在一起

(3)和同学、同事或朋友住在一起

(4)和家人住在一起

3.和邻居：（只选一项）

(1)相互之间从不关心，只是点头之交

(2)遇到困难可能稍微关心

(3)有些邻居很关心您

(4)大多数邻居都很关心您

4.您和同事：（只选一项）

(1)相互之间从不关心，只是点头之交

(2)遇到困难可能稍微关心

(3)有些同事很关心您

(4)大多数同事都很关心您

5.从家庭成员得到的支持和照顾（在合适的框内划"√"）

	无	极少	一般	全力支持
A.夫妻(恋人)				
B.父母				
C.儿女				
D.兄弟姐妹				
E.其他成员(如嫂子)				

6.过去，在您遇到急难情况时，曾经得到的经济支持和解决实际问题的帮助的来源有：

(1)无任何来源

(2)下列来源(可选多项)

A.配偶；B.其他家人；C.亲戚；D.同事；E.工作单位；F.党团工会等官方或半官方组织；G.宗教、社会团体等非官方组织；H.其他(请列出)

7.过去，在您遇到急难情况时，曾经得到的安慰和关心的来源有：

(1)无任何来源

(2)下列来源(可选多项)

A. 配偶;B. 其他家人;C. 亲戚;D. 同事;E. 工作单位;F. 党团工会等官方或半官方组织;G. 宗教、社会团体等非官方组织;H. 其他(请列出)

8. 您遇到烦恼时的倾诉方式:(只选一项)

(1)从不向任何人倾诉

(2)只向关系极为密切的1~2个人倾诉

(3)如果朋友主动询问您会说出来

(4)主动倾诉自己的烦恼,以获得支持和理解

9. 您遇到烦恼时的求助方式:(只选一项)

(1)只靠自己,不接受别人帮助

(2)很少请求别人帮助

(3)有时请求别人帮助

(4)有困难时经常向家人、亲友和组织求援

10. 对于团体(如党组织、宗教组织、工会、学生会等)组织活动,您:(只选一项)

(1)从不参加

(2)偶尔参加

(3)经常参加

(4)主动参加并积极活动

量表计分方法:

第1~4、8~10条:每条只选1项,选择1、2、3、4项分别计1、2、3、4分;

第5条分A、B、C、D、E五项计总分,每项从无到全力支持分别计1~4分;

第6、7条如回答"无任何来源"则计0分,回答"有下列来源"时有几个来源记几分。

量表得分范围为12~66分,总分≤22分为低水平,总分在23~44之间为中水平,总分在45~66之间为高水平。

练习题

【选择题】

(一)单选题

1. 对儿童、不合作、言语交流困难及某些精神障碍者的心理评估,较为实用的方法是(   )

    A. 会谈法　　　　　　B. 观察法　　　　　　C. 心理测量法

    D. 医学检测法　　　　E. 实验室评估法

2. 可获取较强可比性和科学性结果的心理评估方法是(   )

    A. 正式会谈　　　　　B. 非正式会谈　　　　C. 自然观察

    D. 控制观察　　　　　E. 评定量表法

3. 让病人解释一些成语的意义,或比较两种事物的异同点用于(   )

    A. 判断力的评估　　　B. 推理能力的评估　　C. 概念化能力的评估

D. 思维内容的评估　　E. 注意能力的评估

4. 最早丧失的定向力是(　　)
   A. 地点定向力　　B. 空间定向力　　C. 时间定向力
   D. 人物定向力　　E. 自身定向障碍

5. 属于焦虑与抑郁共有的症状是(　　)
   A. 坐立不安　　B. 心悸、多汗　　C. 行动迟缓
   D. 睡眠障碍　　E. 思维迟缓

6. 护士角色属于(　　)
   A. 第一角色　　B. 第二角色　　C. 第三角色
   D. 独立角色　　E. 理想角色

(二) 多选题

7. 心理评估应涵盖的心理活动和心理现象有(　　)
   A. 认知过程　　B. 情感与应激　　C. 健康行为
   D. 自我概念　　E. 角色适应

8. 会谈法的优点为(　　)
   A. 会谈结果比较真实和客观　　B. 所获得的信息量较大
   C. 对不合作者较为实用　　D. 灵活性和意义解释功能较好
   E. 省时高效

【问答题】

1. 比较评定量表法与心理测验法的异同。
2. 定向障碍病人临床表现的特征是什么？如何进行评估？
3. 列举病人角色适应不良的类型及其影响因素。

实验十七　特殊人群的健康评估(一)
——妊娠期妇女

案例导入

肖女士,25岁,孕12周,现到医院建卡进行产前检查,这次进行的是初次产检。

问题:我们需要对孕妇进行哪些方面的评估和产前检查来给出可能的诊断?

学习目标

(1)掌握妊娠期妇女一般状况的评估方法。

(2)掌握产科腹部检查的内容及方法;掌握骨盆外测量各径线名称、测量方法及正常值;掌握胎心听诊的方法。

(3)在体格检查过程中体现护理人文关怀,能够与孕妇亲切沟通,并且能进行合理的孕期指导。

评估前准备

病人准备、护士自身准备和环境准备参见"实验一"。

用物准备:检查床、洗手液、多普勒胎心听诊仪、耦合剂等。

评估内容及步骤

一、健康史的采集

孕妇首次接受产前检查时,应进行较全面的评估,并注意收集下列资料,及时发现影响妊娠正常过程的潜在因素。

1. 一般资料

(1)年龄:年龄过小者容易发生难产;年龄过大,特别是35岁以上的高龄初产妇,容易并发妊娠期高血压疾病、产力异常和产道异常,应予以重视。

(2)职业:放射线能诱发基因突变,造成染色体异常。因此,妊娠早期接触放射线者,可造成流产或胎儿畸形。铅、汞、苯及有机磷农药、一氧化碳中毒等,均可引起胎儿畸形。

(3)其他:孕妇的受教育程度、宗教信仰、婚姻状况、经济状况、住址、电话等资料。

2. 家族史

夫妻双方有无遗传疾病、慢性病(如高血压、心脏病史)以及有无双胎史等。有遗传疾病家族史者,可以在妊娠早期行绒毛活检,或妊娠中期作胎儿染色体核型分析,请专科医师做遗传咨询,以减少遗传病儿的出生率。

3. 既往史

重点了解有无高血压、心脏病、肝肾疾病、传染病(如结核病)等,如有此类疾病,应注意了解发病时间和治疗情况。除此之外,还应了解有无手术和外伤病史、胃肠道疾病史、甲状腺功能亢进或糖尿病等内分泌疾病史、食物过敏史等。

4. 月经史及婚育史

(1)月经史:包括初潮年龄、月经周期和持续时间,同时还要了解每次月经的量、有无痛经、痛经的程度以及末次月经(last menstrual period,LMP)日期。月经史因人而异,了解月经周期有助于准确推算预产期。

预产期的推算:问清末次月经的日期,推算预产期(expected date of confinement,EDC)。计算方法为:末次月经第一日起,月份减3或加9,日期加7(如为农历,月份仍减3或加9,但日期加15)。实际分娩日期与推算的预产期可以相差1~2周。如孕妇记不清末次月经的日期,则可根据早孕反应出现时间、胎动开始时间、子宫底高度和B型超声检查的胎囊大小(GS)、头臀长(CRL)、胎头双顶径(BPD)及股骨长度(FL)值推算出预产期。

(2)婚育史:包括初婚的年龄、丈夫的健康状况,孕妇本人的妊娠次数、流产次数(自然分娩、手术分娩或剖宫产)及分娩的感受,既往妊娠、分娩、产期的经过,有无合并症及治疗情况等。

5. 本次妊娠情况

了解本次妊娠早孕反应出现的时间及严重程度,有无病毒感染史及用药情况,胎动开始时间,妊娠过程中有无阴道流血、头痛、心悸、气短、下肢水肿等症状。

6. 与妊娠有关的日常生活史

了解孕妇的日常生活方式、饮食型态、活动与休息情况、工作状况以及个人卫生习惯。

二、身体评估

1. 一般检查

(1) 身高与体重:通过测量体重计算体重指数(body mass index,BMI),可以评估孕妇的营养状况以及有无水肿发生,因此,每次产前检查均应测量体重并记录,以便及早发现异常情况。身材矮小者(145 cm 以下)常伴有骨盆狭窄。妊娠晚期体重每周增加不应超过 500 g,超过者应注意水肿或隐性水肿的发生。

(2) 生命体征:包括体温、脉搏、呼吸及血压。一般体温为 36.2~37.6 ℃,脉搏为 60~90 次/分,血压不应超过 140/90 mmHg,若血压高于此值,或与基础血压相比较超过 30/15 mmHg,则属于病理状态。

(3) 全身系统检查:除按内科常规进行全身各系统检查外,还要重点了解孕妇营养状态、发育及精神状态;检查孕妇的心、肺功能有无异常;检查脊柱及下肢有无畸形;认真检查乳房发育情况,仔细观察乳房对称性、乳头大小及有无乳头凹陷和皲裂,注意聆听主诉,观察孕妇出现水肿的情况。如孕妇仅膝下或踝部有水肿且经休息后可消退,则属正常,但应及时发现异常情况。

2. 产科检查

产科检查包括腹部检查、骨盆测量、阴道检查、肛门检查和绘制妊娠图。检查前先告知孕妇检查的目的和步骤,检查时动作尽可能轻柔,以取得合作。若护士为男护士,则应有女护士陪同,注意保护受检者的隐私。

(1) 腹部检查:排空膀胱后,孕妇仰卧于检查床上,头部稍抬高,暴露腹部,双腿略屈曲分开,腹肌放松,护士站在孕妇右侧。

①视诊:注意观察腹部大小,有无妊娠纹、手术瘢痕和水肿。对腹部过大者,应考虑双胎、羊水过多和巨大儿的可能;对腹部过小、子宫底过低者,应考虑胎儿生长受限、孕周推算错误等;如孕妇腹部向前突出(尖腹,多见于初产妇)或向下悬垂(悬垂腹,多见于经产妇),应考虑有骨盆狭窄的可能。

②触诊:注意腹壁肌肉的紧张度,有无腹直肌分离,注意羊水量的多少及子宫肌的敏感度。测量子宫底高度,用软尺测量耻骨上方至子宫底的弧形长度及腹围值。用四步触诊法检查子宫大小、胎产式、胎先露、胎方位及先露是否衔接。在做前三步时,护士面向孕妇,做第四步时,护士应面向孕妇足端。

第一步手法:护士双手置于子宫底部,了解子宫外形并摸清子宫底高度,估计胎儿大小与妊娠月份是否相符。然后以双手指腹相对轻推,判断子宫底部的胎儿部分,如为胎头,则硬而圆且有浮球感;如为胎臀,则软而宽且形状略不规则。

第二步手法:护士两手分别置于腹部左右两侧,一手固定,另一手轻轻深按检查,两手交替,分辨胎背及胎儿四肢的位置。平坦饱满者为胎背,确定胎背是向前、侧方或向后；高低不平、有结节感者是胎儿肢体，有时可以感觉到胎儿肢体活动。

第三步手法：护士右手拇指与其余四指分开，置于耻骨联合上方，握住胎先露部，进一步查清是胎头还是胎臀，并左右推动以确定是否衔接。如先露部仍高浮，表示尚未入盆；如胎先露部不能被推动，则已衔接。

第四步手法：护士两手分别置于胎先露部的两侧，沿骨盆入口方向向下深压，再次确定胎先露部及其入盆的程度。如胎先露已衔接，而头、臀难以鉴别，则可作肛门检查，以协助诊断。

③听诊：即听诊胎心音。胎心音在靠近胎背上方的孕妇腹壁上听得最清楚。枕先露时，胎心音在脐右（或左）下方；臀先露时，胎心音在脐右（或左）上方；肩先露时，胎心音在脐部下方听得最清楚。听诊胎心音时要注意其节律与速度，并注意有无脐带血流杂音。当腹壁紧、子宫较敏感、确定胎背方向有困难时，可借助胎心音及胎先露综合分析和判断胎位。

(2) 骨盆测量：分为骨盆外测量和骨盆内测量两种，以了解骨盆大小及形态，判断胎儿能否经阴道分娩。

①骨盆外测量：虽不能直接测出骨盆内径，但从外测量各径线的比例中，可以对骨盆大小作出间接的判断。常用的径线有：

髂前上棘间径：取伸腿仰卧位，测量两侧髂前上棘外缘的距离，正常值为23~26 cm。

髂嵴间径：取伸腿仰卧位，测量两侧髂嵴外缘最宽的距离，正常值为25~28 cm。

骶耻外径：取左侧卧位，右腿伸直，左腿屈曲，测量第5腰椎棘突下凹陷处（相当于腰骶部米氏菱形窝的上角或髂嵴后联线中点下1.5 cm）至耻骨联合上缘中点的距离，正常值为18~20 cm。利用此径线可间接推测骨盆入口前后径长短，此径线是骨盆外测量中最重要的径线。

坐骨结节间径：又称出口横径。取仰卧位，两腿屈曲，双手抱膝，测量两坐骨结节内侧缘之间的距离，正常值为8.5~9.5 cm，平均值为9 cm。

出口后矢状径：如出口横径小于8 cm，则应测量出口后矢状径，即坐骨结节间径中点至骶骨尖端的距离，其正常值为8~9 cm。如出口横径加出口后矢状径之和大于15 cm，一般足月胎儿可以经阴道娩出。

耻骨弓角度：用两拇指尖斜着对拢，放于耻骨联合下缘，左右两拇指平放在耻骨降支的上面，测量两拇指之间的角度，即为耻骨弓角度。正常值为90°，小于80°为异常。

②骨盆内测量：能较为准确地经阴道测知骨盆大小，适用于外测量提示有骨

盆狭窄者。测量时,孕妇取膀胱截石位,外阴消毒,护士须戴消毒手套并涂以润滑油,动作轻柔,一般在孕 24~36 周时测量为宜,测量太早时阴道较紧,影响操作;测量太晚,则容易引起感染。常用的径线有:

对角径:也称骶耻内径,是自耻骨联合下缘至骶岬上缘中点的距离。护士一手示指、中指伸入阴道,用中指尖触及骶岬上缘中点,示指上缘紧贴耻骨联合下缘,并标记示指与耻骨联合下缘的接触点。中指尖至此接触点的距离即为对角径,正常值为 12.5~13.0 cm,此值减去 1.5~2.0 cm,即为真结合径值,正常值为 11 cm。如触不到骶岬,说明此径线>12.5 cm。测量时期以妊娠 24~36 周、阴道松软时为宜,36 周以后测量应在消毒情况下进行。

坐骨棘间径:测量两侧坐骨棘间的距离。正常值约为 10 cm。护士一手的示指、中指伸入阴道内,分别触及两侧坐骨棘,估计其间的距离。

坐骨切迹宽度:为坐骨棘与骶骨下部间的距离,即骶棘韧带的宽度。护士将伸入阴道内的示指、中指并排置于韧带上,如能容纳三横指(5.5~6.0 cm),则为正常,否则属中骨盆狭窄。

(3)阴道检查:确诊早孕时即应行阴道检查。妊娠最后 1 个月以及临产后,应避免不必要的检查。如确实需要,则需外阴消毒,戴消毒手套,以防感染。

(4)肛门检查:以了解胎先露部、骶骨前面弯曲度、坐骨棘及坐骨切迹宽度以及骶骨关节活动度。

(5)绘制妊娠图:将各项检查结果(如血压、体重、宫高、腹围、胎位、胎心率等)填于妊娠图中,绘成曲线图,观察动态变化,及早发现并处理孕妇或胎儿的异常情况。

注意事项

(1)操作中认真仔细,操作要规范,动作轻柔。

(2)保持环境安静,要注意与孕妇的交流,并观察检查中孕妇的反应。

(3)对孕妇进行评估和检查时应态度温和,注意保护其隐私,并尽量减少对孕妇和胎儿的刺激。

评估方法及步骤

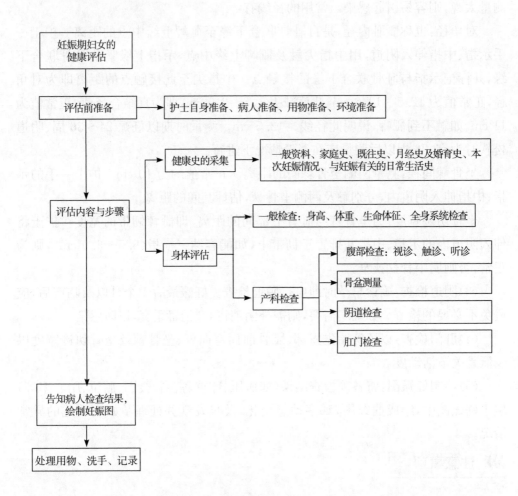

练习题

【选择题】

(一)单选题

1. 四步触诊法用于检查（　）
   A. 子宫大小、胎姿势、胎先露、胎方位及胎先露是否衔接
   B. 子宫大小、胎产势、胎先露、胎方位及胎先露是否衔接
   C. 子宫大小、胎姿势、胎先露、胎方位及胎先露入盆的程度
   D. 子宫大小、胎产势、胎先露、胎方位及胎先露入盆的程度
   E. 子宫大小、胎姿势、胎方位及胎先露入盆的程度

2. 下列关于出口后矢状径的描述,正确的是（　）

A. 出口横径稍短,与出口后矢状径之和大于 15 cm,正常大小胎儿可经阴道分娩

B. 后矢状径是指坐骨棘间径中点至骶骨尖端的长度

C. 测得出口后矢状径为 8 cm,不能弥补出口横径稍短

D. 出口后矢状径值与出口横径之和大于等于 13.5 cm,表明骨盆出口狭窄不明显

E. 出口后矢状径值通过骨盆内测量测得

3. 测量对角径正确的是( )

A. 耻骨联合上缘至骶岬上缘中点的距离

B. 耻骨联合下缘至骶岬下缘中点的距离

C. 耻骨联合上缘中点至骶岬下缘中点的距离

D. 耻骨联合下缘中点至骶岬上缘中点的距离

E. 耻骨联合下缘至骶岬上缘中点的距离

4. 产前检查的时间应从什么时候开始( )

A. 妊娠 5 周　　　　B. 妊娠 8 周　　　　C. 妊娠 12 周

D. 确诊早孕时　　　E. 妊娠 16 周

5. 测量第 5 腰椎棘突下凹陷处至耻骨联合上缘中点的距离是( )

A. 髂嵴上棘间径　　B. 出口后矢状径　　C. 骶耻外径

D. 髂嵴间径　　　　E. 对角径

(二)多选题

6. 下列哪些情况是造成孕妇腹部过大、宫底过高的原因( )

A. 双胎妊娠　　　　B. 巨大儿　　　　　C. 羊水过多

D. 子宫畸形　　　　E. 孕周推算错误

7. 下列哪些属于骨盆外测量( )

A. 出口后矢状径　　B. 坐骨棘间径　　　C. 骶耻外径

D. 髂棘间径　　　　E. 耻骨弓角度

8. 能通过肛门指诊测得的是( )

A. 坐骨棘间径　　　B. 坐骨切迹宽度　　C. 坐骨结节间径

D. 骶骨前面弯曲度　E. 骶尾关节活动度

【问答题】

25 岁孕妇,月经周期规律,周期 35 日,末次月经为 2019 年 4 月 1 日。来院就诊:

(1)请计算出预产期。

(2)如果接诊时妊娠 7 个月,可为孕妇做哪些常规产检项目?

实验十八 特殊人群的健康评估(二)
——儿童

案例导入

女婴,10个月,体重9 kg,身长74 cm,头围46 cm,胸围45 cm。近来食欲差,进食少,易激惹。

问题:根据患儿的情况,应首先进行什么检查?该女婴体格生长发育是否正常?

学习目标

(1)熟练掌握儿童全身体格检查的内容和顺序,以及各系统检查的方法和细节。

(2)熟悉各种体征的临床意义,及时发现受检儿童现存的或潜在的健康问题,为制定护理计划提供依据。

(3)在体格检查过程中体现护理人文关怀。

评估前准备

病人准备、护士自身准备和环境准备参见"实验一"。

用物准备:体温表、血压计、听诊器、皮尺、皮卡尺、棉签、手电筒、弯盘、治疗盘等。

评估内容及步骤

一、健康史的采集

健康史可通过患儿、家长、其他照顾者以及有关医务人员的叙述获得。

1. 一般情况

一般情况包括患儿姓名(乳名)、性别、年龄、民族、入院日期、患儿父母、监护人或抚养人的姓名、年龄、职业、文化程度、家庭地址、其他联系方式(如电话)等。

注意患儿年龄记录要准确,采用实际年龄,新生儿记录到天数甚至小时数,婴儿记录到月数,1岁以上的儿童记录到几岁几个月,必要时注明出生年月。记录健康史叙述者与患儿的关系,以便判断健康史的可靠程度。

2. 主诉

用病史提供者的语言概括主要症状或体征及其时间。

3. 现病史

详细描述此次患病的情况,包括发病时间、起病过程、主要症状、病情发展及严重程度、接受过何种处理等,还包括其他系统和全身的伴随症状,以及同时存在的疾病等,即来院诊治的主要症状、病情发展和诊治经过。

4. 个人史

询问时根据不同年龄及不同健康问题各有侧重。

(1)生产史:包括胎次、胎龄,分娩方式及过程,母孕期情况,出生时体重和身长,有无窒息、产伤、Apgar评分等。对新生儿及婴幼儿应详细了解。

(2)喂养史:婴幼儿及患营养性疾病和消化系统疾病的患儿应详细询问,如喂养方式(母乳喂养及断奶情况、人工喂养、混合喂养等),人工喂养以何种乳品为主、如何配制,喂哺次数及数量,添加过渡期食物的时间、品种及数量,进食及大小便情况。年长儿应了解有无挑食、偏食、吃零食等不良饮食习惯。

(3)生长发育史:了解体格生长指标如体重、身高(长)和头围增长情况;前囟闭合时间及乳牙萌出时间和数目;会抬头、翻身、坐、爬、站、走的时间;语言的发展;对新环境的适应性;学龄儿还应询问在校学习情况、行为表现以及同伴关系等。

(4)生活史:包括患儿的生活环境,卫生习惯,睡眠、休息和排泄习惯,是否有特殊行为问题,如吮拇指、咬指甲等。

5. 既往史

(1)既往一般健康状况:需询问患儿既往健康是良好还是体弱多病。

(2)疾病史:了解患儿曾患过何种疾病,是否患过儿童常见的传染病;患病时间和治疗情况,是否有手术史和住院史。

(3)预防接种史:了解接种过何种疫苗,接种次数,接种年龄,接种后有何不良反应。对非常规接种的疫苗也应记录。

(4)食物与药物过敏史:注意了解患儿是否对食物、药物或其他物质过敏。

6. 家族史

内容包括:家族是否有遗传性疾病;父母是否近亲结婚,母亲妊娠史和分娩史情况;家庭其他成员的健康情况等。

7. 心理与社会状况

内容包括：①患儿的性格特征；②患儿及其家庭对住院的反应，是否了解住院的原因、对医院环境能否适应、对治疗护理能否配合、对医护人员是否信任等；③父母与患儿的互动方式；④家庭经济状况、居住环境及有无宗教信仰。

二、身体评估的内容和方法

1. 一般状况

在询问健康史的过程中，可留心观察患儿发育与营养状况、精神状态、面部表情、哭声、语言应答、活动能力、对周围事物的反应、体位、行走姿势、亲子关系等，由此得到的资料较为真实，可供正确判断一般情况。

2. 一般测量

(1)体温：根据患儿的年龄和病情选择测温方法。神志清楚且配合的6岁以上的年长儿可测口温，37.5 ℃以下为正常；婴儿可测腋温，36～37 ℃为正常；肛温较准确，36.5～37.5 ℃为正常，1岁以内小儿、不合作的儿童以及昏迷、休克的患儿可采用此方法，但对患儿刺激大且不方便，不适合腹泻患儿；用耳温计在外耳道内测温，数秒即可显示结果。

(2)呼吸和脉搏：应在患儿安静时测量。婴儿以腹式呼吸为主，可按腹部起伏计数，而1岁以上的儿童则以胸部起伏计数。呼吸过快不易看清者可用听诊器听呼吸音计数，还可用少量棉花纤维贴近鼻孔边缘，观察棉花纤维摆动计数。除呼吸频率外，还应注意呼吸的节律及深浅。年幼儿腕部脉搏不易扪及，可计数颈动脉或股动脉搏动，也可通过心脏听诊测得。

(3)血压：应根据患儿不同年龄以及上臂围的情况选择不同宽度的袖带，宽度应为上臂长度的1/2～2/3，长度应至少等于上臂围的80%。袖带过宽，测出的血压较实际值偏低；袖带太窄，则测得值较实际值偏高。年幼儿血压不易测准确。新生儿及小婴儿可用心电监护仪或简易潮红法测定。

(4)体重：以晨起空腹排尿后或进食后2小时称量为佳。测量时应脱鞋，只穿内衣裤。对不合作或危重患儿，由护理人员或家属抱着患儿一起称重，称后减去衣物及成人体重即为患儿体重。

(5)身高(长)：患儿脱帽、鞋、袜及外衣，卧于量板中线上。助手将患儿头扶正，使其头顶接触头板，测量者一手按直患儿膝部，使下肢伸直；另一手移动足板，使其紧贴患儿两侧足底并与底板相互垂直，当量板两侧数字相等时读数，记录至小数点后一位数。

(6)坐高(顶臀长)：3岁以下患儿卧于量板上测顶臀长。测量者一手握住患儿小腿,使其膝关节屈曲,髌骨紧贴底板,大腿与底板垂直;另一手移动足板紧压臀部,当量板两侧刻度相等时读数,记录至小数点后一位数。3岁以上患儿用坐高计测坐高。患儿坐于坐高计凳上,骶部紧靠量板,再挺身坐直,大腿靠拢,紧贴凳面,与躯干呈直角,膝关节屈曲呈直角,两脚平放于地面;测量者移下头板,与头顶接触后读数,记录至小数点后一位数。

(7)头围:患儿取立位或坐位,测量者用左手拇指将软尺0点固定于患儿头部右侧眉弓上缘,左手中指、示指固定软尺与枕骨粗隆,手掌稳定患儿头部;右手使软尺紧贴头皮(头发过多或有小辫者,应将其拨开),绕枕骨结节最高点及左侧眉弓上缘回至0点读数,记录至小数点后一位数。

(8)胸围:患儿取卧位或立位,3岁以上取立位,两手自然平放或下垂。测量者一手将软尺0点固定于患儿一侧乳头下缘(乳腺已发育的女孩,固定于胸骨中线第4肋间),另一手将软尺紧贴皮肤,经背部两侧肩胛骨下缘回至0点,取平静呼吸时的中间读数,或吸气、呼气时的平均数,记录至小数点后一位数。

3. 皮肤

观察皮肤颜色,注意有无苍白、潮红、黄疸、皮疹、出血点、紫癜、淤斑等;观察毛发颜色、光泽度,有无脱发;触摸皮肤温度、湿润度、弹性,皮下脂肪厚度,有无脱水、水肿等;检查指甲的质地、大小、形状,注意有无杵状指(一般是先天性心脏病的征兆)。

4. 浅表淋巴结

检查枕后、颈部、耳后、腋窝、腹股沟等处的淋巴结,注意大小、数目、质地和活动度等。

5. 头部

(1)头颅:观察头颅形状,注意其大小和紧张度,是否隆起或凹陷;婴儿注意有无颅骨软化和枕秃;新生儿注意有无产瘤、血肿等。

(2)面部:观察有无特殊面容,如唐氏综合征面容。

(3)眼耳鼻:注意眼睑有无水肿、下垂,眼球是否突出、斜视,结膜是否充血,巩膜是否黄染,角膜有无溃疡,瞳孔的大小和对光反射;注意外耳道有无分泌物,提耳时是否有疼痛表现;观察鼻翼是否扇动,有无鼻腔分泌物、鼻塞等。

(4)口腔:观察口唇是否苍白、发绀、干燥,有无口角糜烂、疱疹,有无张口呼吸,硬腭和颊黏膜有无溃疡、麻疹黏膜斑、鹅口疮,腮腺开口处有无红肿及分泌物,牙的数目和排列,有无龋齿。观察咽部是否充血,扁桃体是否肿大等。

6. 颈部

观察有无斜颈等畸形,甲状腺是否肿大,气管是否居中,有无颈抵抗等。

7. 胸部

(1)胸廓：检查胸廓是否对称，有无畸形，如肋骨串珠、鸡胸、漏斗胸等；肋间隙是否凹陷，有无"三凹征"等。

(2)肺：注意呼吸频率、节律，有无呼吸困难；触诊语颤有无改变；叩诊有无浊音、鼓音等；听诊呼吸音是否正常，有无啰音等。

(3)心脏：注意心前区是否隆起，心尖搏动是否移位；触诊有无震颤；叩诊心界大小；听诊心率、节律、心音，注意有无杂音等。

8. 腹部

注意有无肠型，新生儿注意脐部是否有分泌物、出血或炎症，有无脐疝；触诊腹壁紧张度，有无压痛、反跳痛，有无肿块等。正常婴幼儿肝脏可在肋缘下 1~2 cm，柔软无压痛；6~7 岁后不应再触及。叩诊有无移动性浊音；听诊肠鸣音是否亢进。腹水患儿应测腹围。

9. 脊柱和四肢

观察脊柱有无畸形，如脊柱侧弯；四肢有无"O"形或"X"形腿，有无佝偻病体征；观察手、足指(趾)有无杵状指、多指(趾)畸形等。

10. 肛门及外生殖器

观察有无畸形、肛裂，女孩阴道有无分泌物，男孩有无包皮过长、阴囊鞘膜积液、隐睾、腹股沟疝等。

11. 神经系统

观察患儿的神志、精神状态，有无异常行为，检查四肢的活动、肌张力和神经反射，注意是否存在脑膜刺激征。新生儿应检查某些特有反射是否存在，如吸吮反射、握持反射、拥抱反射等；有些神经反射有其年龄特点，如新生儿和小婴儿腹壁反射和提睾反射较弱或不能引出，但跟腱反射亢进。2 岁以下患儿 Babinski 征可呈阳性，但一侧阳性、另一侧阴性则有临床意义。

注意事项

(1)护士要与患儿建立信任关系，态度温和，取得配合。对新生儿或小婴儿可准备玩具或奶瓶，避免哭闹，保持安静。

(2)检查体位视年龄和病情而定。新生儿可在暖箱内或红外线辐射保温床上，婴幼儿可由父母抱着或坐在膝盖上。

(3)检查顺序应灵活。尽量减少患儿的体位变换。多从视诊开始，然后检查容易受哭闹影响的项目，以及有刺激性或易引起不适的项目，咽部应放在最后检查。新生儿应在观察一般情况后，先检查心、肺、腹部等重要脏器。

(4)对年长儿检查时,应注意保护其隐私。

体检流程

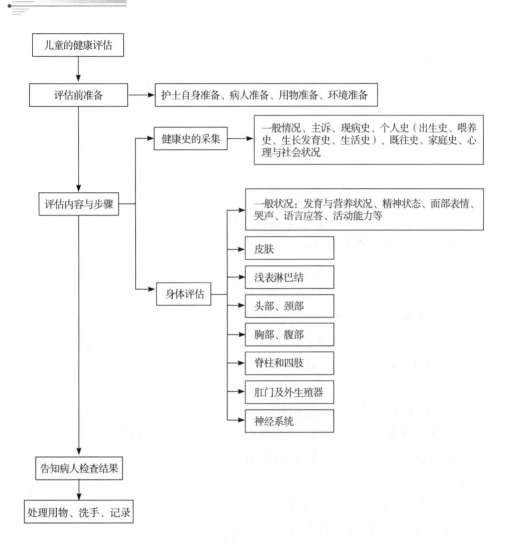

练习题

【选择题】

(一)单选题

1.某4岁女童,生长发育良好,估算其体重约为(　　)
  A. 20 kg　　　　　B. 16 kg　　　　　C. 12 kg
  D. 22 kg　　　　　E. 10 kg

2.下列关于小儿测量体重的方法中,错误的是(　　)
  A. 脱鞋,只穿内衣裤　　B. 称前需校正体重计　　C. 婴儿用盘式杠杆称测量

D. 进食后立即进行　　E. 称量时身体不可摇动

3. 8个月女婴,提示其发育正常的运动特征是(　　)

　A. 会抬头　　　　B. 会翻身　　　　C. 会爬行

　D. 会手握玩具　　E. 独自行走

4. 正常小儿乳牙出齐的时间是(　　)

　A. 1岁　　　　　B. 1.5岁　　　　C. 2.5岁

　D. 3岁　　　　　E. 4岁

5. 1岁女婴,出生史正常,喂养正常,该女婴左手腕部的骨化中心数量最多为(　　)

　A. 0个　　　　　B. 2个　　　　　C. 4个

　D. 6个　　　　　E. 8个

6. 下列关于小儿前囟的描述,正确的是(　　)

　A. 早闭或过小见于佝偻病　　　B. 凹陷见于颅内压增高

　C. 有的小儿出生时已闭合　　　D. 出生时大约为 3 cm×3 cm

　E. 于出生 12～18 个月闭合

(二)多选题

7. 影响儿童生长发育的因素包括(　　)

　A. 遗传因素　　　B. 营养　　　　　C. 疾病

　D. 孕母情况　　　E. 生活环境

8. 儿童体格生长评价的内容包括(　　)

　A. 生长水平　　　B. 生长速度　　　C. 匀称程度

　D. 坐高　　　　　E. 颅骨发育

【问答题】

1. 简述小儿囟门的闭合时间以及临床意义。

2. 简述小儿头围的生长特点及测量方法。

3. 收集儿童健康史的注意事项有哪些?

实验十九 特殊人群的健康评估(三)——老年人

案例导入

李某,男性,86岁。因"头昏头痛、嗜睡5天加重1天,伴咳嗽、咳痰"入院。诊断为脑梗死、支气管炎合并肺部感染、冠心病。病人近半年内有跌倒史,体格检查:体温36.6 ℃,脉搏64次/分,血压146/78 mmHg,呼吸不规则,浅快,34次/分,听诊两肺呼吸音粗,未闻及湿啰音,给予气管插管、呼吸机辅助通气等处理。

问题:老年疾病的患病特点是什么?病人发生跌倒的危险因素有哪些?

学习目标

(1)熟练掌握老年人全身体格检查的内容和顺序,以及各系统检查的方法和细节。

(2)熟悉各种体征的临床意义,及时发现受检老年人现存的或潜在的健康问题,为制定护理计划提供依据。

(3)在体格检查过程中体现护理人文关怀。

评估前准备

病人准备、护士自身准备和环境准备参见"实验一"。

用物准备:体温表、听诊器、血压计、棉签、叩诊锤、易挥发溶液(常用的有酒精、食醋、松节油、玫瑰水和柠檬水)、针、手电筒、检眼镜、冷水、热水、软尺、钥匙或硬币、记录本和笔。

评估内容及步骤

一、体格检查

1.一般检查

(1)器具齐备:站在病人右侧,向病人问候,告知查体注意事项。

(2)测量体温:把体温表放在腋窝深处紧贴皮肤。腋下温度为36.0～37.0 ℃,口腔温度为36.3～37.2 ℃,直肠温度为36.5～37.7 ℃。

(3)检查脉搏:至少计数30秒,老年病人脉搏为60～100次/分。

(4)观察呼吸频率与类型:计数30秒,老年病人的呼吸频率为16～25次/分。

(5)测量血压:间隔1分钟左右测量右上臂血压2次。收缩压为90～140 mmHg,舒张压为60～90 mmHg,脉压为30～40 mmHg。

(6)观察发育、营养、体型、面容、表情、体位和意识状态:体质指数正常范围为18.5～24.9,低于18.5提示体重过低,25～29.9提示超重,大于等于30提示肥胖。肱三头肌皮褶厚度的正常参考值为男性8.3 mm,女性15.3 mm。实测值相当于正常值的90%以上为正常,80%～90%为轻度亏损,60%～80%为中度亏损,低于60%为重度亏损。意识状态主要反映老年病人对周围环境的认识和自身所处状况的识别能力,有助于判断有无颅内病变及代谢性疾病。

(7)体位与步态:姿势和步态的维系有赖于运动、感觉和小脑功能。疾病常可使体位发生改变,如心、肺功能不全的老年病人可出现强迫坐位。步态的类型对疾病诊断有一定帮助,评估老年病人步态时,应识别步态异常是否继发于关节炎或关节疼痛。老年病人常见的步态异常有慌张步态(见于帕金森病)、醉酒步态(见于小脑病变)、痉挛步态(见于卒中)等。

2. 皮肤

评估内容包括老年病人皮肤的颜色、温度和湿度,皮肤的完整性与特殊感觉,有无癌前病变。卧床不起的老年病人应重点检查易发生破损的部位,观察有无压疮发生。老年病人的皮肤干燥,皱纹多,缺乏弹性,没有光泽,常伴有皮损。常见的有老年色素斑、老年疣、老年性白斑等,40岁后常可见浅表的毛细血管扩张。

3. 头面部与颈部

(1)头面部。

①头发:随着年龄的增长,头发变成灰白,发丝变细,头发稀疏,并有脱发。

②眼睛及视力:老年病人眼窝内的脂肪组织减少,眼球凹陷;眼睑下垂;瞳孔直径缩小,反应变慢;泪腺分泌减少,易出现眼干;角膜周围有类脂性浸润,随着年龄的增加,角膜上出现白灰色云翳。老年病人晶状体的柔韧性变差,睫状肌肌力减弱,眼的调节能力逐渐下降,迅速调节远、近视力的功能下降,出现老花眼。老年病人瞳孔缩小,视网膜的再生能力减退,使其区分色彩、暗适应的能力有不同程度的衰退和障碍。异常病变可有白内障、斑点退化、眼压增高或青光眼、血管压迹等。

③耳:老年病人的听力随着年龄的增加逐渐减退,对高音量或噪音易产生焦虑,常有耳鸣,特别在安静的环境下明显。外耳检查可发现老年病人的耳郭增大,

实验十九 特殊人群的健康评估（三）——老年人

皮肤弹性差，耳垢干燥。为使用助听器的病人检查耳部时，应注意取下助听器。

④鼻腔：老年病人鼻腔黏膜萎缩变薄，且变得干燥。

⑤口腔：由于毛细血管血流减少，老年病人唇周失去红色，口腔黏膜及牙龈显得苍白；唾液分泌减少，口腔黏膜干燥；味蕾的退化和唾液的减少使味觉减退。由于长期的损害、外伤、治疗性调整和老化的影响，老年病人多有牙齿颜色发黄、变黑以及牙齿缺失，常有义齿。评估口腔时，应检查有无出血或肿胀的齿龈、松动和断裂的牙齿、经久不愈的黏膜白斑等。

(2)颈部：颈部结构与成年人相似，无明显改变。患有脑膜受刺激、痴呆、脑血管病、颈椎病、颈部肌肉损伤和帕金森病的病人，可有颈项强直的体征。

4. 胸部

(1)乳房：随着年龄的增长，老年女性病人乳腺组织减少，乳房变的平坦。如发现肿块，要高度怀疑是否为癌症。老年男性病人常常由于体内激素改变或药物的副作用而出现乳房发育。

(2)胸、肺部：视诊、听诊及叩诊过程同成年人体检。老年病人尤其是患有慢性支气管炎者，常呈桶状胸改变。由于生理性无效腔增多，肺部叩诊多为过清音。胸部检查发现与老化相关的体征有胸腔前后径增大，胸廓横径缩小，胸腔扩张受限，呼吸音强度减轻。

(3)心前区：老年病人因驼背或脊柱侧弯引起心脏下移，可使心尖搏动出现在锁骨中线旁。胸廓坚硬，使得心尖搏动幅度减小。听诊第一及第二心音减弱，心室顺应性减低，可闻及第四心音。静息时心率变慢。主动脉瓣和二尖瓣钙化、纤维化，脂质堆积，导致瓣膜僵硬和关闭不全，听诊时可闻及异常的舒张期杂音，并可传播到颈动脉。

5. 腹部

老年肥胖常常会掩盖一些腹部体征，而消瘦者因腹壁变薄、松弛，腹膜炎时不易产生腹肌紧张，但肠梗阻时则很快出现腹部膨胀。由于肺扩张，使膈肌下降致肋缘下，可触及肝脏。随着年龄的增大，膀胱容量减少，很难触诊到充盈的膀胱。老年病人腹部听诊可闻及肠鸣音减少。

6. 泌尿生殖器

老年女性由于雌激素缺乏，使外阴发生变化，如阴毛稀疏，呈灰色，阴唇皱褶增多，阴蒂变小；阴道变窄，阴道壁干燥苍白，皱褶不明显；子宫颈变短，子宫及卵巢缩小。男性外阴改变与激素水平降低相关，表现为阴毛变稀及变灰，阴茎、睾丸变小，双阴囊变得无皱褶。此外，随着年龄的增长，老年男性病人前列腺逐渐发生组织增生，增生的组织引起排尿阻力增大，导致后尿道梗阻，出现排尿困难。

对老年病人排尿进行评估时,应准确了解排尿的次数和尿量,尿液性状以及有无尿潴留、尿失禁等异常排尿情况,必要时测量膀胱残余尿。

7. 脊柱与四肢

老年病人肌张力下降、腰脊变平,导致颈部脊柱和头部前倾。椎间盘退行性改变可使脊柱后凸。由于关节炎及类似的损害,致使部分关节活动范围受限。评估四肢时,应检查各关节及其活动范围、动脉搏动情况,注意有无疼痛、肿胀、畸形以及运动障碍等情况。如出现下肢皮肤溃疡、足冷痛、坏疽以及脚趾循环不良,常提示下肢动脉供血不足。

8. 神经系统

随着年龄的增长,神经的传导速度变慢,对刺激反应的时间延长,因此,老年病人精神活动能力可出现不同程度的下降,如记忆力减退、易疲劳、注意力不易集中、反应变慢、平衡能力降低、动作不协调、生理睡眠缩短等。

二、功能状态评估

1. 日常生活能力(activities of daily living,ADL)

日常生活能力是指老年病人最基本的自理能力,是老年病人自我照顾、从事每天必需日常生活的能力。如衣(穿脱衣、鞋、帽、修饰打扮)、食(进餐)、行(行走、变换体位、上下楼)和个人卫生(洗漱、沐浴、如厕、控制大小便)。这一层次的功能受限将影响老年病人基本生活需要的满足。

2. 功能性日常生活能力(instrumental activities of daily living,IADL)

功能性日常生活能力是指老年病人在家中或寓所内进行自我护理活动的能力,包括购物、家庭清洁和整理、使用电话、付账单、做饭、洗衣、旅游等。这一层次的功能提示老年病人是否能独立生活并具备良好的日常生活功能。

3. 高级日常生活能力(advanced activities of daily living,AADL)

高级日常生活能力反映老年病人的智能能动性和社会角色功能,包括主动参加社交、娱乐、职业活动等。随着老年期生理变化及疾病的困扰,这种能力可能会逐渐丧失。例如,股骨颈骨折使一位经常参加各种社交和娱乐活动的老年病人失去参与这些活动的能力,这将使这位老年病人的整体健康受到明显影响。高级日常生活能力和功能性日常生活能力的缺失出现得早,一旦出现,就预示着更严重的功能下降。因此,如果发现老年病人有高级日常生活能力的下降,就需要及时做进一步的功能性评估,包括日常生活能力和功能性日常生活能力的评估。

三、老年人健康评估常见工具量表

1. 日常生活能力量表

日常生活能力量表不仅是评估老年病人功能状态的指标,也是评估老年病人是否需要补偿服务的指标。

表 19-1　日常生活能力量表

项目	评分			
1. 使用公共车辆	1	2	3	4
2. 行走	1	2	3	4
3. 做饭	1	2	3	4
4. 做家务	1	2	3	4
5. 服药	1	2	3	4
6. 吃饭	1	2	3	4
7. 穿衣	1	2	3	4
8. 梳头、刷牙、洗脸等	1	2	3	4
9. 洗衣服	1	2	3	4
10. 洗澡	1	2	3	4
11. 购物	1	2	3	4
12. 定时如厕	1	2	3	4
13. 打电话	1	2	3	4
14. 处理自己钱财	1	2	3	4

2. Morse 跌倒评估量表

Morse 跌倒评估量表是专门用于测量住院病人跌倒风险的量表,包括近 3 个月跌倒史、多于 1 种疾病诊断、使用行走辅助工具、静脉输液或使用肝素锁、步态/移动、认知状态 6 个条目(表 19-2),得分越高提示跌倒风险越大。该量表总分 125 分,总分>45 分为跌倒高风险,25~45 分为中度风险,<25 分为低风险。

表 19-2　Morse 跌倒评估量表

项目	评分标准
1. 近 3 个月跌倒史	无=0 分,有=25 分
2. 多于 1 种疾病诊断	无=0 分,有=15 分

续表

项目	评分标准
3.使用行走辅助工具	无、卧床、护士协助＝0分,使用拐杖、手杖、助行器＝15分,扶靠家具行走＝30分
4.静脉输液或使用肝素锁	无＝0分,有＝20分
5.步态/移动	正常、卧床不能移动＝0分,双下肢软弱无力＝10分;残疾或功能障碍＝20分
6.认知状态	量力而行＝0分,高估自己或忘记自己受限制＝15分

3. 简易智能精神状态检查量表(MMSE)

简易智能精神状态检查量表(MMSE)是国内外最普及、最常用的痴呆量表，具有敏感性好和易操作等特点。该量表包括时间定向力、地点定向力、即刻记忆力、注意力和计算力、回忆力、命名、复述、3级指令、阅读理解、书写和描摹，共11项条目。总分0~30分,评分越高表示认知功能越好。总分27~30分为正常,＜27分为认知功能障碍,其中21~26分为轻度认知功能障碍,10~20分为中度认知功能障碍,0~9分为重度认知功能障碍。

表19-3　简易智能精神状态检查量表(MMSE)

项目		得分
定向力	现在是什么日期?（年份）（季节）（月份）（几号）（星期几）	/5
	我们现在在哪里?（省）（市）（区县或乡镇）（什么医院）（第几层楼）	/5
记忆力	现在我会说出三样东西的名称,说完之后,请您重复一次。请您记住这三样东西,因为几分钟后要再问您的(请仔细说清楚,每样东西1秒钟)。"皮球""国旗""树木" 请您把这三样东西说一遍	/3
注意力和计算力	请您算一算100减7,然后从所得的数目再减去7,如此一直计算下去,请您将每减一个7后的答案告诉我,直到我说停为止。 (若错了,但下一个答案是对的,那么只记一次错误)	/5
回忆力	现在请您说出刚才我让您记住的三样东西,"皮球""国旗""树木"	/3
命名	(出示铅笔、手表)这个是什么东西?	/2
复述	现在我要说一句话,请您跟着我清楚地重复一遍。 "四十四只石狮子"	/1

续表

项目		得分
3级指令	我给您一张纸,请您按我说的去做,现在开始:"用右手拿着这张纸,用两只手将它对折起来,放在您的大腿上。"	/3
阅读理解	请您念一念这句话,并且按照上面的意思去做。"闭上您的眼睛"	/1
书写	您给我写一个完整的句子。	/1
描摹	这是一张图,请您照着它一模一样地画。	/1

注意事项

(1)老年病人的理解力和记忆能力下降,身体机能逐渐衰退,问诊时可能会产生不同程度的沟通障碍。检查的过程中要耐心沟通,运用一定的沟通技巧。

(2)老年病人的心理状况易受身体状况的影响,检查过程中应注意对其进行心理的评估及护理,给予人文关怀。

(3)应根据评估要求选择合适的体位,重点检查易发生皮肤损害的部位。

(4)检查结果报告须谨慎,要结合病人的具体情况,正确解读老年病人的实验室检查数据。

体检流程

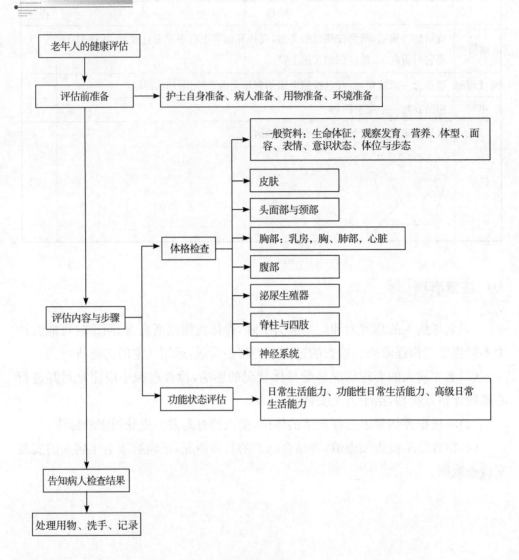

练习题

【选择题】

(一)单选题

1. 下列关于老年人生理特点的叙述,正确的是(　　)
   A. 味阈降低　　　　B. 嗅神经元增多　　　C. 心脏收缩力增强
   D. 关节灵活性减弱　E. 记忆力增强

2. 老年人患病的特点不包括(　　)
   A. 病程长　　　　　B. 病情重　　　　　　C. 恢复慢
   D. 临床症状典型　　E. 易发生意识障碍

3. 病人,女性,68岁。近年来明显感到自己的记忆减退,特别是最近做过的事情。该情况说明该病人的哪种记忆力下降(　　)
   A. 近期记忆　　　B. 远期记忆　　　C. 机械记忆
   D. 逻辑记忆　　　E. 次级记忆

4. 老年病人随着年龄的增加,记忆能力逐步减退。在询问病史时最容易出现的是(　　)
   A. 表述不清　　　B. 症状隐瞒　　　C. 记忆不确切
   D. 反应迟钝　　　E. 答非所问

5. 下列关于衰老表现的叙述,正确的是(　　)
   A. 老年人的体重随年龄的增加而增加
   B. 老年人的血压随年龄的增加而降低
   C. 老年人的心率随年龄的增加而增加
   D. 老年人的生活自理能力随年龄的增加而降低
   E. 老年人的眼睛近视程度随年龄的增加而增加

6. 下列关于老年病人皮肤状况的评估信息中,表明病人的皮肤存在潜在问题的是(　　)
   A. 皮肤弹性减弱　　B. 皮肤色素沉着增多　C. 皮肤存在硬结
   D. 皮肤表面干燥粗糙　E. 皮肤皱纹增多

(二) 多选题

7. 老年人功能状态评估的内容包括(　　)
   A. 日常生活能力　　　B. 功能性日常生活能力
   C. 高级日常生活能力　D. 简易日常生活能力
   E. 自理能力

8. 以下哪些属于老年综合征的范畴(　　)
   A. 痴呆　　　　B. 尿失禁　　　　C. 肌减少症
   D. 步态不平衡　E. 压力性溃疡

【问答题】

1. 老年人全身体格检查的原则是什么?
2. 老年人全身体格检查需要注意哪些?
3. 老年人健康评估方法有哪些?

实验二十　护理病历书写

▶▶▶ 案例导入

病人，女性，57岁，汉族。因"反复胸痛20天"入院，病人既往有心绞痛及急性非ST段抬高型心肌梗死病史，于2019年12月28日行CAG+PCI术，诊断为冠状动脉粥样硬化性心脏病，冠状动脉支架植入状态；高血压病史30余年，最高血压200/100 mmHg，平素口服缬沙坦控制血压；有2型糖尿病，未规律服药；病人出现嗳气，无反酸，长期服用阿司匹林，完善相关检查，诊断为慢性胃炎。入院查体：体温36.6 ℃，脉搏74次/分，呼吸19次/分，血压147/93 mmHg。

问题：这些信息该如何记录？记录的目的是什么？除了入院的记录外，病人在住院期间还需记录哪些内容？

▶▶▶ 学习目标

(1) 了解护理病历的种类。
(2) 掌握护理病历的正确书写方式。

▶▶▶ 评估前准备

护士自身准备、病人准备和环境准备参见"实验一"。
用物准备：体格检查的用物及相关护理表格。

▶▶▶ 操作顺序

(1) 询问病史，收集相关资料。
(2) 评估病人。
(3) 讨论护理病历。
(4) 书写护理病历。
相关表格详见附表20-1至附表20-6。

▶▶▶ 注意事项

(1) 取得病人和家属的同意。

(2)询问病史时,要避免使用医学性术语。

(3)保护病人的隐私,具有爱伤观念。

(4)病历书写要真实、规范、客观、工整。

体检流程

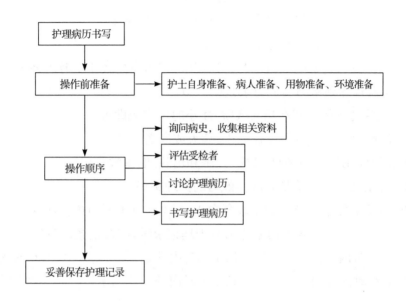

练习题

【选择题】

(一)单选题

1.下列属于具有法律效力的护理文书的是(　　)

　　A.入院病人护理评估单　　B.护理计划单　　C.护理记录单

　　D.健康教育计划单　　E.病(危)重病人护理记录

2.以下关于护理病历的说法,正确的是(　　)

　　A.计算机编辑和打印的护理病历即为电子病历

　　B.护理病历的记录内容不能与医疗病历重复

　　C.护理病历的书写者对记录内容负有法律责任

　　D.上级护理人员不得修改下级护理人员书写的记录

　　E.进修护士不可书写护理病历

3.入院病人护理评估单的书写(　　)

　　A.应由责任护士或值班护士在病人入院后4小时内完成

　　B.病情发生变化的病人才需要填写

　　C.实习护士不允许填写

D. 各医院完全可以根据实际情况,自行拟定书写格式

E. 进修护士不允许填写

4. 危重症病人护理记录单的书写（   ）

A. 在不同科室可采用不同格式,以体现专科特色

B. 须有责任护士和主管医生共同签全名

C. 体温、脉搏和呼吸无须记录,以免与体温单重复

D. 记录时间应具体到小时

E. 因抢救病人未能及时书写护理记录,应当在抢救4小时内补记

5. 健康教育计划单书写的要求是（   ）

A. 入院教育的时间在病人入院24小时内完成即可

B. 健康教育计划单需责任护士、病人或家属签名

C. 所有住院病人至少有2次（入院和出院）健康教育记录

D. 健康教育计划单是有法律效力的护理文书

E. 由于某种原因导致健康教育中止,可不在其他栏目内注明

6. 因抢救急危重症病人而未能书写护理记录时,应在抢救结束（   ）

A. 5小时内补记　　　　B. 4小时内补记　　　　C. 6小时内补记

D. 3小时内补记　　　　E. 2小时内补记

（二）多选题

7. 护理病历书写的基本要求有（   ）

A. 护理病历均可以采用表格式进行书写

B. 护理病历可以使用钢笔、水笔和圆珠笔进行记录

C. 护理病历不允许改动

D. 进修护士无权书写护理病历

E. 护士应当在抢救结束后6小时内及时据实补记病历

8. 下述哪些情况必须对病人进行护理记录（   ）

A. 胆囊炎病人手术当天　　　　B. 病人晨留取血标本

C. 糖尿病病人血糖值异常　　　　D. 冠状动脉造影术前

E. 高血压病人口服降压药

【问答题】

1. 危重病人护理记录的内容有哪些?

2. 护理病历书写过程中的基本要求有哪些?

3. 根据你对健康评估以及护理专业的理解,你认为目前的护理病历书写有哪些值得完善和改进之处?为什么?

附表 20-1 入院评估表

科别：　　　病室：　　　姓名：　　　床号：　　　住院号：

姓名：　　　　　　　　　　性别：男□　女□
年龄：　　　　　　　　　　民族：
籍贯：　　　　　　　　　　职业：
婚姻状况：未婚□　已婚□　离异□　再婚□　丧偶□
文化程度：文盲□　小学□　初中□　高中□　中专□　大专及以上□
工作单位：
邮政编码：　　　　　电话：
家庭住址：
邮政编码：　　　　　电话：

联系人：　　　　　　电话：
联系人单位（住址）：

入院日期：　　年　　月　　日
入院医疗诊断：

入院类型：平诊□　急诊□　转入□（转出科室　　　　　　）
入院方式：步行□　扶行□　背入□　轮椅□　平车□　担架□　其他（　　）
入院状态：清醒□　模糊□　嗜睡□　昏迷□
入院处置：沐浴□　更衣□　未处置□
病历记录日期：　　年　　月　　日
病史陈述者：
可靠程度：可靠□　基本可靠□　不可靠□

主管医生：　　　　　　　　　责任护士：

健　康　史

主诉（入院或求医的主要原因）：

现病史：

既往健康史：
既往健康状况：良好□　一般□　较差□
既往患病史：无□　有□（　　　　　　　　　　　　　　　　）
住院史：
手术史：
外伤史：
过敏史：
目前用药史：
目前用药情况：无□　有□

药物名称	剂量与用法	末次用药时间	疗效	不良反应

成长发展史：
月经史：初潮　　岁　行经天数　　　行经日期　　　绝经年龄　　岁　月经周期
结婚年龄：　　生育史：妊娠　　次　顺产　　胎　流产　　胎　早产　　胎
死产　　胎

家族健康史：
父：健在□　患病□　已故□　死因（　　　　　　　　　）
母：健在□　患病□　已故□　死因（　　　　　　　　　）
兄弟姐妹：　　　子女及其他：
1.健康感知—健康管理型态
自觉健康状况：良好□　一般□　较差□
吸烟：无□　有□　约　　年　平均　　支/日　戒烟　未□　已□　约　　年
嗜酒：无□　有□　约　　年　平均　　两/日　戒酒　未□　已□　约　　年
吸毒：无□　有□　名称　　约　　年　量/日　戒毒　未□　已□　约　　年
其他个人嗜好：无□　有□（　　　　　　　　　）
遵从医务人员健康指导：是□　否□（原因：　　　　　　　　　　）
对所患疾病原因：知道□　不知道□
环境中危险因素：无□　有□（　　　　　　　　　　　　）
寻求促进健康的行为：无□　有□（　　　　　　　　　）

2. 营养—代谢型态

基本饮食:普食□(　　餐/日)　软食□(　　　　餐/日)　半流质□(　　餐/日)
　　　　　流质□(　　餐/日)　禁食□　忌食□(　　　　)　治疗饮食□(　　　　　)

食欲:正常□　食欲亢进□　食欲减退□

近期体重变化:无□　有□(体重增加约　　　kg/月;体重减轻约　　　kg/月)

饮水:正常□　多饮□(原因　　　　)　限制饮水□(　　　　ml/日)

咀嚼困难:无□　有□(原因　　　　　　　,持续　　月)

吞咽困难:无□　有□(原因　　　　　　　,持续　　月)

3. 排泄型态

排便:正常□　便秘□　腹泻□(约　　次/日)　失禁:无□　有□(约　　次/日)

造瘘:无□　有□(类型:　　　　　能否自理:能□　否□)

应用泻药:无□　有□(药物名称:　　　　用法和剂量:　　　　　　　)

排尿:正常□　增多□(约　　次/日)　减少□(约　　次/日)　颜色:

排尿异常:无□　有□(类型　　　　　　　　　　　　　　　)

4. 活动—运动型态

生活自理能力:　　(1=完全自理;2=部分自理;3=完全不能自理)

翻身＿＿＿,坐起＿＿＿,下床＿＿＿,穿衣＿＿＿,洗漱＿＿＿,洗澡＿＿＿,
进食＿＿＿,行走＿＿＿,入厕＿＿＿,做饭＿＿＿,购物＿＿＿,上下楼梯＿＿＿。

辅助用具:无□　有□(类型　　　　　　　　　　　　　　　)

活动耐力:正常□　容易疲劳□(程度描述:　　　　　　　　　　)

呼吸困难:无□　有□

咳嗽:无□　有□　咳痰:无□　易咳出□　不易咳出□　吸痰□

吸氧:无□　有□　(类型及氧浓度:　　　　　　　　　　　　)

5. 睡眠—休息型态

睡眠:正常□　入睡困难□　多梦□　早醒□　失眠□

睡眠休息后精力充沛:是□　否□(原因:　　　　　　　　　　)

辅助睡眠:无□　药物□　其他□(　　　　　　　　　　　　)

6. 认知—感知型态

疼痛:无□　有□(部位、性质、持续时间:　　　　　　　　　　)

眩晕:无□　有□(原因:　　　　　　　　　　　　　　　　　)

定向力:正常□　障碍□

记忆力:良好□　减退(短时记忆□　长时记忆□)　丧失□

注意力:正常□　注意力分散□

语言能力:正常□　失语□　构音困难□

7. 自我感知—自我概念型态

自我感觉:良好□　不良□

情绪状态:快乐□　紧张□　焦虑□　抑郁□　恐惧□　愤怒□　悲哀□　绝望□

个性心理特征:理智型□　情绪型□　意志型□　内向型□　外向型□　独立型□　依赖型□

8. 角色—关系型态

就业情况：

工作性质（　　　　　）紧张程度（　　　　　　　　）

家庭结构（　　　　　）家庭功能（　　　　　　　）

社会交往：正常□　较少□　回避□

角色适应：良好□　不良□（角色冲突□　角色缺如□　角色强化□　角色消退□）

家庭及个人经济情况：足够□　勉强够□　不够□

9. 性—生殖型态

月经：正常□　紊乱□　　经量：正常□　过少□　过多□

性功能：正常□　障碍□

10. 应对—应激耐受型态

对疾病和住院反应：否认□　适应□　依赖□

近期重要生活事件：无□　有□（　　　　　　　　　　　）

适应能力：能独立解决问题□　需要帮助□　依赖他人解决□

支持系统：照顾者：胜任□　勉强□　不胜任□

家庭应对：忽视□　能满足□　过于关心□

11. 价值—信念型态

宗教信仰：无□　有□（　　　　　　　　　　　　）

其他：

体格检查：

体温＿＿＿℃　脉搏＿＿＿次/分　呼吸＿＿＿次/分　血压＿＿＿＿＿＿＿mmHg

身高＿＿＿cm　体重＿＿＿kg

营养状态：良好□　中等□　不良□

意识状态：清醒□　嗜睡□　模糊□　昏睡□　昏迷（轻度□　中度□　重度□）　谵妄□

皮肤：色泽：正常□　潮红□　苍白□　发绀□　黄染□　色素沉着□　其他（　　）

湿度：正常□　干燥□　潮湿□　　温度：正常□　热□　冷□

弹性：正常□　减退□

压疮：无□　有□（部位及分期：　　　　　　　）

完整性：完整□　皮疹□　皮下出血□　破溃□　脓疱□　疖肿□　其他（　　　　　）

水肿：无□　有□（部位及程度：　　　　　　　　）

口腔黏膜：正常□　出血点□　溃疡□　其他（　　　　　　　　）

瞳孔：等大□　等圆□　左＿＿mm,右＿＿mm,对光反射：正常□　迟钝□　消失□

视力：正常□　近视□　远视□　失明（左□　右□　双侧□）

听力：正常□　耳鸣□　减退（左□　右□　双侧□）　耳聋（左□　右□　双侧□）

助听器：无□　有□

嗅觉:正常□ 减退□ 缺失□
味觉:正常□ 减退□ 缺失□ 味觉改变□
颈静脉怒张:无□ 有□
呼吸方式:自主呼吸□ 机械呼吸□ 人工气道□ 气管插管□ 气管切开□
呼吸节律:规则□ 不规则□(类型:)   呼吸音:正常□ 干啰音□ 湿啰音□
心率: 次/分   心律:齐□ 不齐□(   )
杂音:无□ 有□(时期   性质   强度   )
腹水:无□ 有□(腹围   cm)   腹壁压痛与反跳痛:无□ 有□
瘫痪:无□ 有□(类型   )   肌力: 级
感觉异常:无□ 有□(感觉过敏□ 感觉减退□ 感觉缺失□)
其他:
辅助检查

主要护理诊断

签名:
日期:

附表 20-2　护理计划单

| 科别： | 病室： | 床号： | 姓名： | 医疗诊断： | 住院号： |

日期	护理诊断	护理目标	护理措施	签名	效果评价	停止日期	签名

附表20-3 护理记录单

科别：	病室：	床号：	姓名：	医疗诊断：	住院号：
日期	时间	护理记录（PIO）			签名

附表 20-4　内科健康教育计划单

姓名：　　　　　科别：　　　　　床号：　　　　　住院号：

教育内容		病人	家属	效果评价			护士签名	指导日期
				未掌握	部分掌握	完全掌握		
入院教育	责任医生、责任护士等							
	科室环境、设施							
	病房管理要求及规则（作息、探视、陪客、物品保管等）							
	住院期间安全教育							
	标本留取方法							
	其他							
住院教育	疾病指导	有利于疾病康复的心理指导						
		本疾病的常见病因和诱因						
		本疾病的症状及特点						
		预防本疾病发展的相关措施						
		饮食注意点						
		活动及功能锻炼						
		其他						
	药物指导	本疾病的主要治疗方法						
		所服药物的名称及用法						
		服药时的注意事项						
		静脉用药说明						
		特殊用药的注意事项						
		其他						
	检查指导	本疾病常规检查的目的及注意事项						
		本疾病特殊检查的目的及注意事项 项目1 项目2						
		其他						

续表

姓名：　　　　科别：　　　　床号：　　　　住院号：

教育内容		病人	家属	效果评价			护士签名	指导日期
				未掌握	部分掌握	完全掌握		
出院教育	预防疾病的自我保健知识与措施							
	饮食种类及注意事项							
	功能锻炼							
	建立良好的健康行为							
	随时就诊与复查的注意事项							
	其他							

病人签名：　　　　　　家属签名：　　　　　　护士签名：

附表 20-5 外科健康教育计划单

姓名：　　　　科别：　　　　床号：　　　　住院号：

	教育内容	病人	家属	效果评价			护士签名	指导日期
				未掌握	部分掌握	完全掌握		
入院教育	责任医生、责任护士等							
	科室环境、设施							
	病房管理要求及规则（作息、探视、陪客、物品保管等）							
	住院期间安全教育							
	标本留取方法							
	其他							
术前指导	有利于疾病康复的心理指导							
	术前各项准备的配合							
	术前特殊检查的目的及注意事项 项目1 项目2							
	术前训练：咳嗽、咳痰、床上排便							
	其他							
术后指导	术后进食的时间及种类							
	卧位选择的目的及配合							
	床上活动的目的及方法							
	下床活动的目的、时间及注意事项							
	各类导管的目的及注意事项							
	特殊治疗的目的及注意事项							
	其他							

续表

姓名：　　　　科别：　　　　床号：　　　　住院号：

	教育内容	病人	家属	效果评价			护士签名	指导日期
				未掌握	部分掌握	完全掌握		
出院教育	预防疾病的自我保健知识与措施							
	饮食种类及注意事项							
	带管出院的注意事项							
	功能锻炼							
	建立良好的健康行为							
	随时就诊与复查的注意事项							
	其他							

病人签名：　　　　　　家属签名：　　　　　　护士签名：

附表 20-6 出院评估表

| 姓名: | 科别: | 床号: | 住院号: |

出院小结(治疗经过、仍然存在的问题、应采取的护理措施)

出院健康教育
1. 营养 　　膳食: 　　注意:
2. 活动与休息
3. 特别指导

出院带药

名称	剂量	服药时间	特别指导

专科复查时间
间隔时间
其他
出院指导者签名:　　　　　　　　　　指导时间:

参考答案

实验一

【选择题】

1. C 2. E 3. D 4. C 5. C 6. A 7. D 8. E 9. ABCD 10. ACE

【问答题】

1. 问诊的方法与技巧：①做好解释说明及自我介绍；②应循序渐进，逐渐展开；③采取适当的提问形式；④避免使用医学术语；⑤采取接受和尊重的态度；⑥切入/重回主题；⑦非语言性沟通技巧；⑧及时核实信息；⑨问诊结束时，应有所暗示或提示。

问诊的注意事项：①选择合适的时间；②选择良好的谈话环境；③选择适宜的人际沟通方式；④注意非语言沟通。

2. 现病史的内容包括：①起病情况与患病时间；②病因与诱因；③主要症状的特点；④伴随症状；⑤病情的发展与演变；⑥诊疗和护理经过。

实验二

【选择题】

1. D 2. E 3. A 4. E 5. E 6. E 7. D 8. C 9. ABDE 10. ACD

【问答题】

1. 常见异常面容的特点及临床意义：

面容	特点	临床意义
急性面容	表情痛苦、躁动不安、面色潮红，有时可有鼻翼扇动、口唇疱疹等	急性发热性疾病，如大叶性肺炎、疟疾、流行性脑脊髓膜炎等

续表

面容	特点	临床意义
慢性病容	面容憔悴,面色晦暗或苍白,目光暗淡	慢性消耗性疾病,如恶性肿瘤、肝硬化、严重结核病等
甲状腺功能亢进面容	表情惊愕,眼裂增大,眼球凸出,兴奋不安	甲状腺功能亢进症
黏液性水肿面容	面色苍白,颜面水肿,睑厚面宽,目光呆滞,反应迟钝,眉毛、头发稀疏	甲状腺功能减退症
二尖瓣面容	面色晦暗,双颊紫红,口唇发绀	风湿性心瓣膜病,如二尖瓣狭窄
肢端肥大症面容	头颅增大,面部变长,下颌增大前突,眉弓及两颧隆起,唇舌肥厚,耳鼻增大	肢端肥大症
满月面容	面圆如满月,皮肤发红,常伴痤疮	Cushing综合征及长期应用肾上腺糖皮质激素者
面具面容	面部呆板无表情,似面具样	震颤性麻痹、脑炎等
贫血面容	面色苍白,唇舌色淡,表情疲惫	各种类型贫血
肝病面容	面色晦暗,额部、鼻背、双颊有褐色色素沉着	慢性肝脏疾病
肾病面容	面色苍白,眼睑、颜面水肿,舌色淡,舌缘有齿痕	慢性肾脏疾病
病危面容	面部瘦削,面色铅灰或苍白,目光晦暗,表情淡漠,眼眶凹陷,鼻骨峭耸	大出血、严重休克、脱水、急性腹膜炎等

2.常见强迫体位的特点及临床意义:

面容	特点	临床意义
强迫仰卧位	仰卧,双腿屈曲,以减轻腹部肌肉的紧张度	急性腹膜炎等
强迫俯卧位	俯卧位可减轻脊背肌肉的紧张度	脊柱疾病
强迫侧卧位	胸膜疾病病人多卧向患侧,以通过限制胸廓活动减轻疼痛,同时有利于健侧代偿呼吸	一侧胸膜炎和大量胸腔积液
强迫坐位	坐于床沿,两手置于膝盖或床边。可使膈肌下降,有助于胸廓和辅助呼吸肌运动,增加肺通气量,并减少回心血量,减轻心脏负担	心肺功能不全

续表

面容	特点	临床意义
强迫蹲位	病人于步行不远或其他活动的过程中,因感到呼吸困难或心悸,采用蹲踞体位或胸膝位以缓解症状	发绀型先天性心脏病
强迫停立位	步行时心前区疼痛突然发作,被迫立刻站立,并以手按抚心前部位,待稍缓解后,才离开原位继续行走	心绞痛
辗转体位	腹痛发作时,病人辗转反侧,坐卧不安	胆石症、胆道蛔虫症、肠绞痛等
角弓反张位	因颈及脊背肌肉强直,致使病人头向后仰,胸腹前凸,背过伸,躯干呈弓形	破伤风、脑炎及小儿脑膜炎

3. 常见异常步态的特点及临床意义:

面容	特点	临床意义
蹒跚步态	走路时,身体左右摇摆如鸭步	佝偻病、大骨节病、进行性肌营养不良或先天性双侧髋关节脱位等
醉酒步态	行走时,躯干重心不稳,步态紊乱如醉酒状	小脑疾病、乙醇及巴比妥中毒
共济失调步态	起步时一脚高抬,骤然垂落,双目下视,两脚间距很宽,摇晃不稳,闭目时不能保持平衡	脊髓疾病
慌张步态	起步困难,起步后小步急速前冲,身体前倾,越走越快,难以止步	帕金森病
跨阈步态	患足下垂,行走时必须抬高下肢才能起步	腓总神经麻痹
剪刀步态	移步时下肢内收过度,两腿交叉呈剪刀状	脑性瘫痪与截瘫
间歇性跛行	步行中因下肢突发性酸痛、软弱无力,病人被迫停止行进,需休息片刻后才能继续走动	高血压、动脉硬化者

实验三

【选择题】

1. E 2. E 3. C 4. B 5. E 6. D 7. C 8. E 9. BCD 10. ACE

【问答题】

1. 检查时主要根据皮疹的颜色、是否高出皮面及其形态与分布情况进行区分。一般局部皮肤发红、不高出皮面的多为斑疹；鲜红色的圆形斑疹，直径 2～3 mm，出现于胸腹部的多为玫瑰疹；较小的实质性皮肤隆起伴皮肤发红的多为丘疹；丘疹的周围有红色底盘的多为斑丘疹；局部皮肤呈暂时性水肿性隆起，大小不等，形态不一，苍白或淡红，伴瘙痒的多为荨麻疹。

2. 严重水肿者皮下组织水肿部位的皮肤紧张发亮，通过视诊和触诊较易确定。但轻度水肿有时视诊不易发现，需与触诊结合。通常用手指按压病人胫骨前内侧皮肤 3～5 秒，若按压部位的组织发生凹陷，提示有水肿。

临床上主要根据指压后组织凹陷程度与平复速度以及水肿出现的范围确定水肿的程度，分为 3 个等级：①轻度：水肿仅发生于眼睑、眶下软组织，胫骨前及踝部皮下组织，指压后组织轻度凹陷，平复较快。有时早期全身性水肿者可仅有体重迅速增加而无水肿征象。②中度：全身疏松组织均可见明显水肿，指压后组织凹陷较深，平复缓慢。③重度：全身组织严重水肿，身体低垂部位皮肤紧张发亮，甚至有液体渗出，可伴有胸腔、腹腔、鞘膜腔积液，外阴部也可有明显水肿。

实验四

【选择题】

1. B   2. D   3. B   4. D   5. C   6. A   7. C   8. B   9. ACDE   10. BCE

【问答题】

1. 集合反射检查方法：护士将示指置于病人眼前 1 m 外，嘱其注视示指，同时将示指逐渐移向病人的眼球，距离眼球 5～10 cm 处。正常双眼内聚，瞳孔缩小，集合反射消失见于动眼神经功能损害。

2. 一般采用粗测法测定听力。方法是在安静的室内，嘱病人闭目静坐，并用手掌堵塞一侧耳郭及其外耳道，护士以拇指与示指互相摩擦（或手持手表），自 1 m 以外逐渐移近病人耳部，直到其听到声音为止，测量距离。用同样方法检测另一耳听力。正常人一般在 1 m 处即可听到捻指音或机械表的滴答声。

3. 扁桃体肿大一般分为三度：未超过咽腭弓者为Ⅰ度；超出咽腭弓而未达到咽后壁中线者为Ⅱ度；达到或超过咽后壁中线者为Ⅲ度。

实验五

【选择题】

1. A 2. D 3. D 4. C 5. C 6. E 7. C 8. B 9. ABC 10. BCD

【问答题】

1. 甲状腺肿大可分为三度：不能看出增大但能触及者为Ⅰ度；能看到增大又能触及，但在胸锁乳突肌以内者为Ⅱ度；超过胸锁乳突肌外缘者为Ⅲ度。

2. 气管移位的常见病因有：大量胸腔积液、气胸、纵隔肿瘤以及单侧甲状腺肿大可将气管推向健侧，肺不张、肺纤维化、胸膜粘连可将气管拉向患侧。

3. 甲状腺被甲状腺悬韧带固定于喉及气管壁上，因此，吞咽时甲状腺随之上下移动。若疑似甲状腺肿大，应嘱病人做吞咽动作，甲状腺可随吞咽上下移动。如不能随吞咽活动，表明该肿大病变并非甲状腺，或病变的甲状腺和周围组织有紧密粘连。

实验六

【选择题】

1. E 2. A 3. B 4. A 5. A 6. B 7. C 8. B 9. BDE 10. AC

【问答题】

1. 佝偻病所致的胸廓改变及特点：

胸廓改变	特点
鸡胸	胸廓的前后径略长于左右径，其上下距离较短，胸骨下端前突，胸廓前侧胸壁肋骨凹陷，形如鸡的胸廓
佝偻病串珠	沿胸骨两侧各肋软骨与肋骨交界处呈串珠状的异常隆起
肋膈沟	下胸部前面的肋骨常外翻，自剑突沿膈附着部位的胸壁向内凹陷形成的沟状带

2. 语音震颤异常的临床意义：

语音震颤变化	临床意义
语音震颤减弱或消失	①肺泡内含气量过多，如慢性阻塞性肺疾病；②支气管阻塞，如阻塞性肺不张；③大量胸腔积液或气胸；④胸膜高度增厚粘连；⑤胸壁皮下气肿或水肿
语音震颤增强	①肺组织实变，如大叶性肺炎实变期、大片肺梗死等；②靠近胸壁的肺内大空腔，如空洞型肺结核和肺脓肿等。

3. 湿啰音的分类、听诊特点及临床意义：

分类	特点	临床意义
粗湿啰音	又称大水泡音,发生于气管、主支气管或空洞部位,多出现在吸气早期	支气管扩张、肺水肿、肺结核或肺脓肿空洞
中湿啰音	又称中水泡音,发生于中等大小的支气管,多出现在吸气中期	支气管炎、支气管肺炎等
细湿啰音	又称小水泡音,发生于小支气管,多出现于吸气末期	细支气管炎、支气管肺炎、肺淤血和肺梗死等
捻发音	极细而均匀一致的湿啰音,多出现于吸气末,似在耳边用手指捻搓一束头发的声音	肺淤血、肺炎早期和肺泡炎等

实验七

【选择题】

1. B 2. D 3. C 4. C 5. A 6. E 7. ABCE 8. ABC 9. ABDE

【问答题】

1. 乳房的常见病变及特点：

疾病	临床特点
急性乳腺炎	乳房红、肿、热、痛,常局限于一侧乳房的某一象限。触诊有硬结包块,伴寒战、发热等全身中毒症状,常发生于哺乳期妇女,但亦可见于青年女性和男性
乳腺癌	一般无炎症表现,多为单发,质地硬,并与皮下组织粘连,局部皮肤呈橘皮样,乳头常回缩。多见于中年以上的妇女,晚期常伴有腋窝淋巴结转移
乳腺良性肿瘤	质地较软,界限清楚并有一定活动度,常见者有乳腺囊性增生、乳腺纤维瘤等
男性乳房增生	常见于内分泌紊乱,如应用雌激素、肾上腺皮质功能亢进及肝硬化等

2. 乳房触诊后,还应常规检查双侧腋窝、锁骨上窝及颈部淋巴结是否肿大或其他异常,因为乳房炎症或恶性肿瘤可转移到腋窝、锁骨上窝及颈部。

实验八

【选择题】

1. B 2. C 3. E 4. B 5. D 6. B 7. C 8. C 9. ABCDE 10. ABCDE

【问答题】

1.杂音产生的机制:由于血流速度加快、瓣膜口狭窄或关闭不全、心脏或大血管之间血流通道异常或心脏内有漂浮物等,使血流由正常的层流变为湍流,进而形成漩涡,撞击心壁、瓣膜、腱索或大血管壁,使之振动,从而在相应部位产生声音。

2.二尖瓣狭窄时出现的体征有:

(1)视诊:二尖瓣面容,心尖搏动可向左移位,儿童期即有二尖瓣狭窄,心前区可有隆起。

(2)触诊:心尖区常有舒张期震颤。右室肥大时,心尖搏动左移,胸骨左下缘或剑突下可触及抬举样搏动。

(3)叩诊:中度以上狭窄心浊音界可呈梨形。

(4)听诊:①局限于心尖区的低调、隆隆样、舒张中晚期递增型杂音,左侧卧位时更明显。②心尖区 S_1 亢进。③部分患者于心尖区内侧可闻及开瓣音。④可闻及 P_2 亢进和分裂。⑤如肺动脉扩张,肺动脉瓣区可有递减型高调叹气样舒张早期 Graham Steell 杂音,于吸气末增强。⑥右室扩大伴三尖瓣关闭不全时,胸骨左缘第4、5肋间有收缩期吹风样杂音,于吸气末增强。⑦晚期患者可出现心房颤动,心音强弱不等,心律绝对不规则,有脉搏短绌。

3.收缩期杂音的临床意义:

杂音部位	性质	临床意义
二尖瓣区	功能性	部分正常健康人、运动、发热、贫血、甲状腺功能亢进症等
	相对性	高血压性心脏病、冠心病、贫血性心脏病、扩张型心肌病等
	器质性	风湿性心脏病二尖瓣关闭不全
主动脉瓣区	器质性	多见于主动脉狭窄
肺动脉瓣区	功能性	多见,见于儿童和青少年
	器质性	少见,见于肺动脉瓣狭窄
三尖瓣区	相对性	多见于右心室扩大所致的三尖瓣相对关闭不全
	器质性	较少见

实验九

【选择题】

1.D 2.D 3.B 4.C 5.B 6.D 7.E 8.D 9.ABE 10.ABCDE

【问答题】

1. 肝脏触诊的内容:

项目	内容
大小	正常人在右锁骨中线肋缘下一般触不到肝脏,少数可触及,但其下缘于深吸气末肋下不超过 1 cm,剑突下不超过 3 cm。超出上述标准,且肝上界正常或升高,提示肝大
质地	正常肝脏质地柔软,如触口唇;质韧者,如触鼻尖,见于慢性肝炎及肝淤血;肝硬化质硬,肝癌质地最坚硬,如触前额。肝脓肿或囊肿有液体时呈囊性感,大而浅表者可能触到波动感
边缘与表面状态	正常肝脏表面光滑、边缘整齐、厚薄一致。肝脏边缘钝圆,见于肝淤血和脂肪肝;肝脏表面高低不平,呈大结节状,边缘厚薄不一,见于肝癌;肝脏表面呈不均匀的结节状,边缘锐薄不整齐,见于肝硬化
压痛	正常肝脏无压痛。肝炎或肝淤血时,可因肝包膜有炎症反应或受到牵拉而有压痛,叩击时可有叩击痛

2. 腹部常用压痛点及其临床意义:

压痛点	部位	临床意义
胆囊点	右锁骨中线与肋缘交界处	胆囊病变
McBurney 点	脐与右髂前上棘连线的中、外 1/3 交界处	阑尾病变
季肋点	第 10 肋前端	肾脏病变
肋脊点	第 12 肋骨与脊柱交角(肋脊角)的顶点	肾盂肾炎、肾结石、肾结核、肾脓肿
肋腰点	第 12 肋骨与腰肌外缘夹角的顶点	肾盂肾炎、肾结石、肾结核、肾脓肿
上输尿管点	脐水平的腹直肌外缘	输尿管结石、结核或炎症
中输尿管点	髂前上棘水平的腹直肌外缘	输尿管结石、结核或炎症

实验十

【选择题】

1.D 2.C 3.B 4.C 5.E 6.C 7.E 8.B 9.ABCDE 10.ACE

【问答题】

1. 直肠指诊的异常变化及意义:

异常变化	意义
较剧烈的触痛	肛裂、感染
触痛伴波动感	肛门、直肠周围脓肿
触及柔软、光滑而有弹性的包块	直肠息肉
触及坚硬、凹凸不平的包块	直肠癌
指套表面带有黏液、脓血或血液	有炎症或伴有组织破坏

2.肛门与直肠评估常用的体位及意义：

体位	特点	意义
肘膝位	病人两肘关节屈曲，置于检查台上，胸部尽量靠近检查台，两膝关节屈曲成直角，跪于检查台上，臀部抬高	适用于前列腺和精囊检查，也用于硬式乙状与直肠内镜检查
左侧卧位	病人取左侧卧位于检查台，左腿伸直，右腿向腹部屈曲，护士位于其背后进行评估	适用于女性、病重和年老体弱者
仰卧位或截石位	病人仰卧，臀部垫高，两腿屈曲、抬高并外展	适用于膀胱直肠窝检查，也可进行直肠双合诊
蹲位	嘱病人下蹲，屏气并向下用力	适用于检查直肠脱垂、内痔及直肠息肉等

实验十一

【选择题】

1. A 2. B 3. B 4. D 5. D 6. B 7. C 8. C 9. ABDE 10. CD

【问答题】

1.杵状指的发生机制为：与肢体末端慢性缺氧、代谢障碍及中毒性损害有关，缺氧时末端肢体毛细血管增生扩张，因血流丰富，软组织增生，末端膨大。

杵状指常见的病因有：①呼吸系统疾病，如慢性肺脓肿、支气管扩张和支气管肺癌；②某些心血管疾病，如发绀型先天性心脏病、亚急性感染性心内膜炎等；③营养障碍性疾病，如肝硬化。

2.脊柱后凸的原因和特点：

原因	发病年龄	特点
佝偻病	儿童	坐位时胸段呈明显均匀性向后弯曲，仰卧位时弯曲可消失
脊柱结核	青少年	病变常在胸椎下段或腰段，形成特殊的成角畸形

续表

原因	发病年龄	特点
强直性脊柱炎	成年人	胸段呈弧形(或弓形)后凸,常有脊柱强直性固定。仰卧位时不能伸直
脊柱退行性病变	老年人	椎间盘退行性萎缩,骨质退行性病变,胸、腰椎后凸曲线增大
脊柱压缩性骨折	任何年龄	外伤造成脊柱压缩性骨折,造成脊柱后凸
脊柱骨软骨炎	青少年	胸段下部均匀性后凸

实验十二

【选择题】

1. D 2. C 3. A 4. A 5. B 6. A 7. E 8. E 9. ABD 10. ABCD

【问答题】

1. 肌力总共分为6级:①0级:完全瘫痪,测不到肌肉收缩。②1级:仅见肌肉收缩,但无肢体运动。③2级:肢体能在床上水平移动,但不能抬离床面。④3级:肢体能抬离床面,但不能抵抗阻力。⑤4级:能做抗阻力动作,但较不完全。⑥5级:正常肌力。

2. 神经系统检查中与锥体束损伤有关的病理反射有 Babinski 征、Oppenheim 征、Gordon 征和 Hoffmann 征。

3. 不能肯定。因为脑膜受刺激时尚能查出 Kerning 征和 Brudzinski 征的阳性表现,而颈强直除可由脑膜受刺激引起外,还可由颈部肌肉局部病变引起,所以单纯查出颈强直不能肯定是脑膜刺激征。

实验十三

【问答题】

1. 全身体格检查的顺序原则:检查过程规范有序,为了减少病人的不适和不必要的体位变动,亦为了方便护士的操作,提高体格检查的效率和速度,不同病人的检查顺序有所不同。

(1)卧位者:按一般情况与生命体征→头颈部→前胸与侧胸部(胸廓、乳房、肺、心)→(病人取坐位)背部(肺、脊柱、肾区、骶部)→(病人取卧位)腹部、上肢与下肢→肛门与直肠→外生殖器→神经系统(最后取站立位)的顺序进行。

(2)坐位者:按一般情况与生命体征→上肢→头颈部→背部(肺、脊柱、肾区、骶部)→(病人取卧位)前胸与侧胸部(胸廓、乳房、心、肺)→腹部→下肢→肛门与直肠→外生殖器→神经系统(最后取立位)的顺序进行。

2.体格检查的注意事项有:①检查环境安静、舒适,具有私密性,室温适宜,最好以自然光线为照明。②护士衣着整洁,举止端庄,态度和蔼。③检查前先向病人说明自己的身份、检查的目的与要求,以取得病人的合作,同时尽可能当着病人的面洗净双手。④护士站于病人右侧,充分暴露病人的受检部位,按一定的顺序检查,动作轻柔、准确、规范,检查内容完整而有重点。⑤检查过程中手脑并用,边检查边思考。⑥检查结束后,应就检查结果向病人作必要的解释和说明。⑦根据病情变化,随时复查,以发现新的体征,不断补充和修正检查结果,调整和完善护理诊断与相应的护理措施。⑧始终保持对病人的尊重与关爱。

实验十四

【选择题】

1. A 2. E 3. B 4. A 5. D 6. B 7. ABCDE 8. ABE

【问答题】

1.红细胞及血红蛋白增多的临床意义为:(1)相对增多:见于严重呕吐、腹泻、大面积烧伤、尿崩症、出汗过多等。(2)绝对增多:即红细胞增多症。①生理性增多:见于新生儿、高原地区居民及剧烈运动等;②病理性增多:见于COPD、肺源性心脏病、先天性心脏及真性红细胞增多症等。

2.粪便隐血试验的标本采集方法及临床意义:

(1)标本采集法:隐血检查前,指导病人避免服用铁剂、维生素C、动物血、肝脏、瘦肉及大量绿叶蔬菜3天,如有牙龈出血,勿咽下血性唾液,以防粪便隐血试验检查呈假阳性。

(2)临床意义:粪便隐血试验阳性结果对消化道出血有重要诊断价值,消化道溃疡时阳性率为40%～70%,呈间歇阳性;消化道恶性肿瘤如胃癌、结肠癌、直肠癌等时阳性率可达90%,呈持续性阳性。所以粪便隐血试验常作为消化道恶性肿瘤诊断的一个筛查指标,尤其对早期发现中老年消化道恶性肿瘤较为重要。

实验十五

【选择题】
1. A 2. D 3. C 4. B 5. B 6. D 7. ABDE 8. ABCD

【问答题】
1. 正常心电图由以下波段组成：①P波：心房除极；②PR间期：自心房开始除极至心室开始除极；③QRS波：心室除极；④ST段：心室缓慢复极；⑤T波：心室快速复极；⑥QT间期：心室开始除极至心室复极完毕；⑦U波：心室后继电位。

2. 心电图电轴发生左偏见于左心室肥厚、左束支传导阻滞、左前分支传导阻滞、高血压等，右偏见于右心室肥厚、右束支传导阻滞、左后分支传导阻滞、肺心病等。

3. 动态心电图常用导联及电极放置的部位见下表：

导联名称	导联安放位置
R	位于右臂腕关节上方(屈侧)约3 cm处
L	位于左臂腕关节上方(屈侧)约3 cm处
RL	位于右小腿下段内踝上方约3 cm处
LL	位于左小腿下段内踝上方约3 cm处
V_1	位于胸骨右缘第4肋间
V_2	位于胸骨左缘第4肋间
V_3	位于V_2和V_4连线的中点
V_4	位于左锁骨中线与第5肋间相交处
V_5	位于左腋前线V_4水平处
V_6	位于左腋中线V_4水平处

实验十六

【选择题】
1. B 2. D 3. B 4. C 5. D 6. B 7. ABCD 8. BD

【问答题】
1. 评定量表法与心理测验法的相同之处为：大多采用问卷的形式进行测评，以标准化原则为指导，多以分数作为评价结果，所得结果比较客观和科学。评定量表法与心理测验法的显著不同在于:评定量表强调简便、易操作、使用方便,编制时不要求严格的理论指导,使用者无须经过特殊培训即可使用,应用也比较广泛。

2.定向障碍病人临床表现的特征:不能将自己与时间、空间、地点和人物联系起来。

可通过询问"请问现在是几点钟?""你知道今天是星期几?"等问题评估病人的时间定向力;通过询问"请告诉我你现在在什么地方?""你住在哪里?"等问题评估病人的地点定向力;通过询问"床旁桌放在床的左边还是右边?"等问题评估病人的空间定向力;通过询问"你叫什么名字?"等问题评估病人的人物定向力。

3.病人角色适应不良的类型有角色冲突、角色缺如、角色强化、角色消退、角色行为异常等。

影响因素包括年龄、性别、经济状况、家庭、环境、人际关系、病室气氛等。

实验十七

【选择题】

1.B 2.A 3.E 4.D 5.C 6.ABC 7.ACDE 8.ABDE

【问答题】

(1)预产期是2020年1月8日。

(2)接诊时妊娠7个月,可为孕妇做的常规产检项目如下:详细询问病史,进行全面体格检查、产科检查及必要的辅助检查;应测体重、血压、宫高、腹围、产科四步触诊、听胎心并做骨盆外测量。

实验十八

【选择题】

1.B 2.D 3.C 4.D 5.B 6.E 7.ABCDE 8.ABC

【问答题】

1.小儿囟门的闭合时间以及临床意义:婴儿出生时前囟为1.5~2.0 cm,1~1.5岁时应闭合,2岁时96%的儿童前囟闭合。前囟过小或早闭见于小头畸形;前囟迟闭或过大见于佝偻病、先天性甲状腺功能减退症等;前囟饱满常提示颅内压增高,见于脑积水、脑瘤、脑出血等疾病;而前囟凹陷则见于极度消瘦或脱水者。

后囟出生时很小或闭合,最迟生后6~8周闭合。

2. 小儿头围的生长特点及测量方法:经眉弓上方、枕后结节绕头一周的长度为头围。头围可反映脑和颅骨的发育。出生时平均为33~34 cm,1岁时为46 cm,2岁时为48 cm,5岁时为50 cm,15岁时为54~58 cm(接近成人)。

测量方法:测量者立于前右方,用软尺从头右侧眉弓上缘,经枕骨粗隆从左侧眉弓上缘绕回零点,软尺应紧贴皮肤,左右对称。软尺刻度应精确到0.1 cm。

3. 收集儿童健康史的注意事项:①收集健康史最常用的方法是交谈和观察。在交谈前,护理人员应明确谈话的目的,安排适当的时间和地点。②耐心询问,认真倾听,语言通俗易懂,态度和蔼可亲,以取得家长和孩子的信任,获得准确、完整的资料,同时应避免使用暗示的语气来引导家长或孩子作出主观期望的回答。③对年长儿可让其自己叙述病情,但患儿因为害怕各种诊疗活动,或表达能力欠缺,会导致信息失真,要注意分辨真伪。④病情危急时,应简明扼要,边抢救边询问主要病史,以免耽误救治,详细的询问可在病情稳定后进行。⑤要尊重家长和孩子的隐私,并为其保密。

实验十九

【选择题】

1. D 2. D 3. A 4. C 5. D 6. C 7. ABC 8. ABCDE

【问答题】

1. 老年人全身体格检查的原则:充分了解老年人身心变化的特点,正确解读辅助检查结果,注意疾病非典型性表现。

2. 老年人全身体格检查需要注意:提供适宜的环境,安排充分的时间,选择适当的方法,运用沟通技巧,获取客观的资料,进行全面的评估。

3. 老年人健康评估方法有交谈、观察、体格检查、阅读、测试等。

实验二十

【选择题】

1. C 2. C 3. D 4. A 5. B 6. C 7. AE 8. ACD

【问答题】

1. 危重病人护理记录的内容有姓名、科别、住院病历号、床位号、页码、记录日期和时间,出入液量、体温、脉搏、呼吸、血压等病情观察,护理措施和效果、护士签名等。记录时间应具体到分钟。

2.护理病历书写过程中的基本要求:内容应真实客观,描述准确而精练,记录及时而规范,记录项目完整,字迹清晰而工整,责任和权限明确,电子病历录入符合规范。

3.开放型问题,无答案。

参考文献

[1] 刘成玉,王元松. 健康评估实训与学习指导[M]. 北京:人民卫生出版社,2019.

[2] 吕探云,孙玉梅. 健康评估学习指导及习题集[M]. 2版. 北京:人民卫生出版社,2012.

[3] 孙玉梅,张立力. 健康评估[M]. 4版. 北京:人民卫生出版社,2017.

[4] 孙玉梅,章雅青. 高级健康评估[M]. 北京:人民卫生出版社,2018.

[5] 李小寒,尚少梅. 基础护理学[M]. 6版. 北京:人民卫生出版社,2017.

[6] 化前珍,胡秀英. 老年护理学[M]. 4版. 北京:人民卫生出版社,2017.

[7] 崔焱,仰曙芬. 儿科护理学[M]. 6版. 北京:人民卫生出版社,2017.

[8] 安力彬,陆虹. 妇产科护理学[M]. 6版. 北京:人民卫生出版社,2017.